ライターズファイル (五十音順)

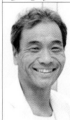
岡村 健司（おかむら けんじ）
- 1987年 札幌医科大学卒業 同大学整形外科学教室入局
- 1991年 大阪厚生年金病院整形外科，肩関節外科研修
- 1992年 札幌医科大学附属病院整形外科
- 1993年 同大学整形外科，助手
- 2004年 同，講師
- 2010年 羊ヶ丘病院，理事長

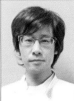
二村 昭元（にむら あきもと）
- 1999年 東京医科歯科大学卒業 同大学整形外科入局
- 2008年 同大学大学院（運動器外科学分野）修了 同愛記念病院整形外科
- 2010年 東京医科歯科大学臨床解剖学分野，助教
- 2013年 仏国 Rouen university, Centre Orthopédique Santy 留学
- 2013年 東京医科歯科大学臨床解剖学分野，講師
- 2016年 同学運動器機能形態学講座，准教授

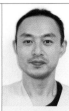
山門 浩太郎（やまかど こうたろう）
- 1994年 金沢大学卒業 同大学整形外科入局
- 2002年 米国 Advanced Orthopaedic Centers, Richmond, VA (Clinical fellow)
- 2005年 福井総合病院，医長
- 2012年 福井総合病院スポーツ整形外科，部長

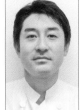
高橋 憲正（たかはし のりまさ）
- 1995年 琉球大学卒業 千葉大学整形外科入局
- 2002年 同，医員
- 2004年 カリフォルニア大学サンディエゴ校留学
- 2006年 国立精神神経センター国府台病院整形外科
- 2007年 JFE川鉄千葉病院整形外科，部長
- 2008年 船橋整形外科スポーツ医学センター肩・肘関節外科
- 2016年 船橋整形外科病院スポーツ医学・関節センター肩関節・肘関節部門，部長
- 2018年 千葉大学医学部，臨床准教授

長谷川 彰彦（はせがわ あきひこ）
- 2002年 大阪医科大学卒業 同大学整形外科入局
- 2004年 北摂総合病院整形外科
- 2006年 洛西シミズ病院整形外科
- 2008年 曖生会脳神経外科病院整形外科
- 2010年～13年 The Scripps Research Institute（スクリプス研究所）留学
- 2014年 第一東和会病院整形外科
- 2016年 大阪医科大学整形外科学教室，助教

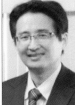
山本 宣幸（やまもと のぶゆき）
- 1995年 札幌医科大学卒業 同大学整形外科入局
- 2001年 小樽掖済会病院整形外科
- 2003年 秋田大学整形外科
- 2007年 米国 Mayo Clinic
- 2009年 東北大学整形外科，助教
- 2014年 同，講師

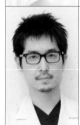
高山 和政（たかやま かずまさ）
- 2006年 関西医科大学卒業 日本赤十字社和歌山医療センター京都大学病院で研修
- 2008年 同センター整形外科
- 2012年 倉敷中央病院整形外科
- 2018年 同科肩関節センター

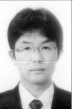
船越 忠直（ふなこし ただなお）
- 1997年 旭川医科大学卒業 北海道大学整形外科入局
- 2005年 同大学大学院修了
- 2006年 米国 Harvard大学 Brigham & Women's Hospital 留学
- 2008年 北海道大学人工関節再生医学講座，特任助教
- 2010年 同大学整形外科，講師
- 2017年 慶友整形外科病院

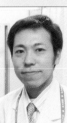
横矢 晋（よこや しん）
- 1999年 広島大学卒業 同大学整形外科入局
- 2000年 松山市民病院整形外科
- 2002年 公立三次中央病院整形外科
- 2008年 広島大学大学院修了 広島西医療センター整形外科
- 2010年 広島大学大学院整形外科，助教
- 2012年 同大学病院整形外科，診療講師

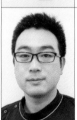
竹田 敦（たけだ あつし）
- 2003年 行岡リハビリテーション専門学校卒業 高槻赤十字病院リハビリテーション科
- 2007年 ベリタス病院リハビリテーション科
- 2013年 第一東和会病院リハビリテーション科
- 2018年 大阪保健医療大学大学院保健医療学研究科卒業

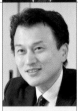
三幡 輝久（みはた てるひさ）
- 1994年 和歌山県立医科大学卒業 大阪医科大学整形外科入局
- 2001年 Johns Hopkins University 研究留学
- 2002年 University of California, Irvine, Orthopaedic Biomechanics Laboratory 研究留学
- 2003年 Kerlan-Jobe Orthopaedic Clinic にて臨床研修
- 2006年 大阪医科大学整形外科，助教
- 2018年 同，診療准教授

前付 1

整形外科最小侵襲手術ジャーナル

腱板広範囲断裂に対する肩関節温存手術

<Editorial> ……………………………………………………………… 三幡　輝久　　1

腱板断裂手術に役立つ肩の解剖 ……………………………………… 二村　昭元ほか　2

　　　腱板断裂手術に必要な腱板の各筋（棘上筋，棘下筋，小円筋，肩甲下筋），それら
　　　を協調的に作用させ，安定化させる腱板疎部や関節包の解剖について.

腱板広範囲断裂のバイオメカニクス
—機能回復を得るために必要な知識— ……………………………… 山本　宣幸　　10

　　　どのような機能障害があると挙上できず，どのように機能が改善すると挙上可能
　　　になるのか．求心位の保持，肩峰下面の関節面形成，肩甲骨の代償，モーメント
　　　アームの軽減などがその機能改善のポイントである.

鏡視下腱板修復術
—修復可能な腱板広範囲断裂— ……………………………………… 船越　忠直　　15

　　　腱板広範囲断裂に対して再断裂を少なくするための手術方法は，十分な剥離と強
　　　固な腱骨停止部の圧着と初期固定力，生物学的治癒促進であり過緊張，応力集中
　　　を防ぐことである.

前上方腱板広範囲断裂に対する鏡視補助下小胸筋移行術 ……………… 山門浩太郎　　22

　　　鏡視補助下小胸筋移行術の要諦は，小胸筋腱を烏口突起より骨腱移行部を温存し
　　　たまま採取し鏡視下に固定すること，腱採取は採取と剥離を容易かつ安全とする
　　　ためミニオープンで行うことにある.

腱板広範囲断裂に対する筋前進術と
人工生体材料補強を行った修復術 …………………………………… 横矢　　晋ほか　29

　　　腱板広範囲断裂に対して我々が行っている筋前進術および人工生体材料の補強を
　　　行った術式を紹介する．術後機能回復は良好で再断裂率も低く，合併症も少ない
　　　安全な術式である.

鏡視下肩上方関節包再建術（ASCR）—我々の術式— ……………… 高橋　憲正　　41

　　　ビーチチェアー位で肩と反対側より筋膜を採取し，上方関節包再建を行ってい
　　　る．吸収性アンカーを用いて，糸はすべて関節外で装着している.

前付 *2*

Journal of Minimally Invasive Orthopaedic Surgery No.91

人工腱を用いた上方関節包再建術 ……………………………………岡村　健司ほか　48

テフロンパッチを内外側のアンカーでスーチャーブリッジして上方関節包を再建する. パッチを三重折(厚さ9mm)にすることで肩峰下のスペーサーとして上腕骨の上方化を防止する.

肩上方関節包再建術の工夫 ……………………………………………高山　和政ほか　59

鏡視下上方関節包再建術は難度の高い術式であるが, 手技の一部を直視下で行えば(hybrid SCR), 確実かつ容易に手術を行うことができる.

海外における肩関節温存手術
―肩峰下スペーサー埋め込み術と鏡視下肩上方関節包再建術― ………長谷川彰彦ほか　66

修復困難な腱板断裂に対する新しい関節温存手術である肩峰下スペーサー埋め込み術と鏡視下肩上方関節包再建術の適応, 術式, 臨床成績および今後の課題について紹介する.

腱板断裂の術後リハビリテーション ……………………………………竹田　敦ほか　75

腱板修復術や肩上方関節包再建術を行った後に良好な機能回復を得るためには, 理学療法士が手術の特性を理解したうえでリハビリテーションを行う必要がある. 修復した腱板や大腿筋膜に再断裂が起きると痛みや機能制限が残ることが多いため, 修復腱板や移植したグラフトに過度なストレスが加わらないように注意をしながらリハビリテーションを行うことが重要である.

ライターズファイル ……………………	前付 1
Key words index ……………………	前付 4
ピン・ボード ……………………………	91
次号予告 …………………………………	92
既刊一覧 …………………………………	85

前付 3

KEY WORDS INDEX

和　文

■ あ 行 ■

一次修復不能腱板広範囲断裂　48
烏口上腕靱帯　2

■ か 行 ■

関節温存手術　66
関節鏡視下腱板断裂修復術　15
関節包　2
偽性麻痺　10
偽性麻痺肩　59
鏡視下　48
鏡視下肩上方関節包再建術　41,
　59
棘下筋　2
棘上筋　2
筋前進術　29
腱移行　22
肩甲上神経　29
肩上方関節包再建術　66, 75
腱板　10
腱板広範囲断裂　10, 15, 22, 29,
　41, 66, 75
腱板修復術　75
腱板断裂　59

■ さ 行 ■

肩峰下スペーサー埋め込み術　66

再断裂　15
三角筋　10
修復困難な腱板断裂　66
修復不可能　59
小円筋　2
上方関節包再建術　48
人工生体材料　29
人工腱　48

■ た 行 ■

大胸筋　22
直視下併用-上方関節包再建術
　59
テフロンパッチ　48

■ は 行 ■

ビーチチェアー位　41, 59
補強　29

■ ら 行 ■

リハビリテーション　10, 75

欧　文

■ A ■

ARCR　15
arthroscopic　48
arthroscopic superior capsular
　reconstruction：ASCR　41, 59
artificial biomaterial　29
artificial tendon　48
augmentation　29

■ B～D ■

beach chair position　41, 59
coracohumeral ligament：CHL
　2
deltoid　10

■ H～J ■

hybrid SCR　59
infraspinatus muscle　2

irreparable　59
irreparable rotator cuff tear　66
joint capsule　2
joint-preserving surgery　66

■ M ■

massive irreparable rotator cuff
　tear　48
massive rotator cuff tear　10,
　15, 22, 29, 41, 66, 75
muscle advancement　29

■ P ■

pectoralis minor　22
pseudoparalysis　10
pseudoparalytic shoulder　59

■ R ■

rehabilitation　10, 75
retear　15
rotator cuff　10
rotator cuff repair　75
rotator cuff tear　59

■ S ■

subacromial spacer implantation
　66
superior capsular reconstruction
　48
superior capsule reconstruction
　66, 75
suprascapular nerve　29
supraspinatus muscle　2

■ T ■

teflon patch　48
tendon transfer　22
teres minor muscle　2

特集：腱板広範囲断裂に対する肩関節温存手術

Editorial

Soft tissue surgery for massive rotator cuff tears

三幡輝久*

(J MIOS. No. 91：1, 2019.)

腱板広範囲断裂に対する手術方法は多岐にわたり，それぞれの術式に特徴があるため，整形外科医は患者背景や断裂腱の状態から最良の術式を選択する必要がある．陳旧性腱板断裂や関節リウマチに伴う腱板断裂においては，肩甲上腕関節に重度の変形を伴うことがあり，リバース型人工肩関節置換術を選択されることが多い．しかし多くの症例においては骨変形の程度は軽度であり，腱板とその周囲の軟部組織に対する治療で改善する．そのため過去30年間に多くの軟部組織に対する術式が世界中で考案されてきたが，臨床研究や基礎研究によって次第に洗練され，近年では安定した臨床成績が得られる術式に絞られてきたと思われる．今回の特集においては，現在最も治療効果が高いと考えられている手術方法(腱板修復術，肩上方関節包再建術，肩峰下スペーサー埋め込み術，腱移行術，筋前進術)に関して，日本で最も多い肩関節鏡手術経験を持っておられる岡村健司先生と新進気鋭の肩関節外科医と理学療法士に執筆をお願いした．

また腱板断裂に対する手術方法を学ぶうえで，解剖とバイオメカニクスを理解する必要があることは言うまでもない．東京医科歯科大学の二村昭元先生には腱板断裂手術に役立つ肩の解剖に絞って詳細に解説していただいた．また東北大学の山本宣幸先生には腱板断裂を伴った患者が機能回復を得るために必要な肩のバイオメカニクスをわかりやすく解説していただいている．これらの知識は，手術手技を学ぶ以上に腱板断裂の治療成績向上に役立つと考える．

最も行われることの多い鏡視下腱板修復術に対して慶友整形外科病院の船越忠直先生に解説していただいた．多くの術式があるなかで，鏡視下腱板修復術が最も術者の技量と知識が問われる手術法である．船越先生には良好な手術成績を得るための手術方法とその考え方を述べていただいた．

腱移行術と筋前進術の歴史は長い．多くの手術方法が消えていったにもかかわらず，この2つの術式は現在も行われていることを考えると，身につける価値のある術式である．腱移行術について多くの経験を持っておられる山門浩太郎先生に鏡視下小胸筋移行術の手術方法とその治療成績を述べていただいた．筋前進術は難易度の高い手術方法ではあるが，広島大学の横矢晋先生に詳しく解説していただいた．

肩上方関節包再建術は2007年に私が始めた手術方法であり，まだ10年程度の歴史の浅い手術方法である．近年，広く認知され始めていることは喜ばしいが，さらに手術手技を簡便化する工夫が必要と考える．船橋整形外科病院の高橋憲正先生と倉敷中央病院の高山和政先生には手術のコツとピットフォールを述べていただいた．羊ヶ丘病院の岡村健司先生には人工腱による肩上方関節包再建術を述べていただいた．良好な治療成績が得られており，将来性のある手術方法と考える．

海外では肩峰下にスペーサーを挿入するという手術方法が普及している．日本では使用できないとはいえ，この術式のコンセプトと治療成績を知ることは他の術式をさらに発展させるために役立つと考える．大阪医科大学の長谷川彰彦先生に海外の論文のreviewをしていただいた．

腱板手術の治療成績を上げるためには術後リハビリテーションが重要である．どんな術式でも術後リハビリテーションが適切に行われなければ痛みや可動域制限などの症状が残ることが多い．術後リハビリテーションについては第一東和会病院の竹田敦先生に解説していただいた．

今回執筆していただいたすべての先生が，日常の診療だけでなく，講演や学会発表など色々な場で活躍されており，制限された時間のなかで本特集のために執筆していただいたことに，心より感謝を申し上げる．

---

* Mihata Teruhisa,　〒 569-8686 大阪府高槻市大学町 2-7　大阪医科大学整形外科学教室，診療准教授

特集：腱板広範囲断裂に対する肩関節温存手術

腱板断裂手術に役立つ肩の解剖

二村昭元[*1]　　秋田恵一[*2]

Abstract：棘上筋腱は大結節上面の前内側部に限局して停止している．棘下筋は棘上筋との中間的存在ともいえる横走部と，前外側へと走行する大きな斜走部とに区別され，大結節上面と中面に広く停止し，大結節前縁にまで及んでいる．小円筋は大結節下面に停止する腱性部とその尾側に停止する筋性部からなる．肩甲下筋は，最頭側に最も太い筋内腱を有し，それは小結節よりも頭側の上腕骨頭窩へ停止して，舌部と呼ばれる上腕二頭筋長頭腱の走行路を形成している．烏口上腕靱帯は，いわゆる束状構造をなすというよりは，棘上筋と肩甲下筋の浅層・深層に付着して挟み込み，腱板疎部を充填している．肩関節包は包括的に観察すると，膜厚や付着幅に部位的な相違があることが明らかとなる．特に腋窩嚢に対応する下方の関節包は最も厚く，上腕骨頚部に幅広い付着部を呈している．

(J MIOS. No. 91：2-8, 2019.)

はじめに

前に肩甲下筋，上に棘上筋，後ろに棘下筋，小円筋というように配置される腱板の各筋が，上腕骨に力を伝達することによって肩関節の運動が起こる．これらの筋は，前上部の腱板疎部と下方の腋窩嚢と相まって，肩関節のほとんどを連続する．肩関節の回旋作用を担っていることから，回旋筋腱板（rotator cuff）と呼ばれる．過去の解剖学的研究や教科書的記載に基づくと，肩甲下筋腱は小結節に，棘上筋は大結節の上面，棘下筋はその中面，そして小円筋はその下面といったように，それぞれの筋が隆起の各面に整然と対応して停止していると理解されてきた．それらの概念が，生体力学的研究のみならず画像診断・手術手技など

の臨床における基盤とされてきた．

近年の解剖学的研究により，一部の腱の停止が各隆起に限局せず停止していることや，腱板筋群自体のみならず，その周囲の結合織である烏口上腕靱帯（CHL）や関節包自体の解剖学的特徴に関しても解明されるようになった．本稿では，腱板筋群を構成する各筋群について述べたのちに，それらが協調して作用するための結合役をなすCHLや，静的安定化構造としての関節包について概説する．

棘上筋の解剖

棘上筋は肩甲骨棘上窩と肩甲棘の上面から起始し，上腕骨大結節の前方に停止する（図1）．棘上筋の前方には太い筋内腱が存在し，筋線維の多く

Key words：棘上筋（supraspinatus muscle）　棘下筋（infraspinatus muscle）　小円筋（teres minor muscle）　烏口上腕靱帯（coracohumeral ligament：CHL）　関節包（joint capsule）

[*1] Nimura Akimoto，〒113-8510 東京都文京区湯島 1-5-45　東京医科歯科大学運動器機能形態学講座，准教授
[*2] Akita Keiichi，同大学臨床解剖学分野，教授

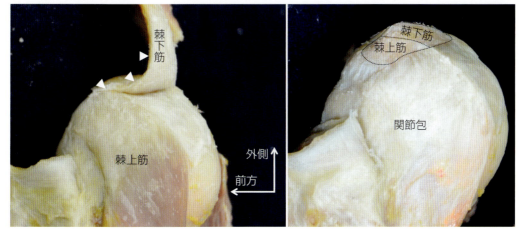

図1. 棘上筋・棘下筋の上腕骨停止部
肩峰を除去した，右肩を上方より観察している．
a：棘下筋の前方に存在する筋内腱を同定し（白矢頭），外側へ剥離翻転している．
b：棘上筋・棘下筋を切離し，温存された関節包と，各筋の停止部（黒破線領域）を示す．

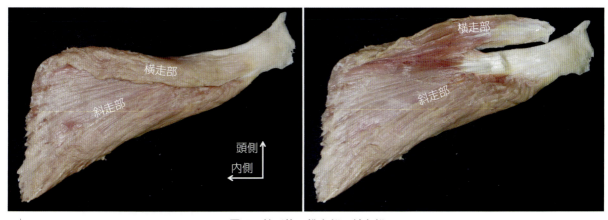

図2. 棘下筋の横走部・斜走部
右肩棘下筋を骨より切離し，背側から観察している．
a：横走部は斜走部の表層を走行する．
b：横走部を斜走部より分離し，頭側に翻転している．横走部は，大結節停止部にまで至らない．

がそれに向かい収束している．その筋内腱の停止部は大結節の前内側の狭い領域に限局している[1]．棘上筋背側部分の腱は前方に比して細く短い．さらに大結節における棘上筋の停止部は，後方に行くほど幅狭くなる．そしてその狭くなった停止部を，棘下筋腱の線維が被覆している．約2割の例において，棘上筋の停止腱は大結節のみならず，結節間溝を乗り越えて小結節の上前部にまで停止している．一般的には，棘上筋の機能は肩関節の外転運動であるとされているが，その停止部が大結節の上面に幅広く停止するというよりは，前内側に限局しているという知見から解釈すると，肩関節内旋位では屈曲・内旋機能が，外旋位では外転機能が発揮されるのではないかと再考できる．

棘下筋の解剖

棘下筋は肩甲棘の下面と肩甲骨棘下窩から幅広く起始し，上腕骨の大結節に停止する（図1）．棘下筋は，現代の教科書には記載されることが少ないが，筋量が多く棘下窩から起始し前外側方向に腹側を走行する斜走部と，比較的小さい肩甲棘の下面から起始して横方向に背側を走行する横走部に区別できる（図2）[2]．斜走部の筋内腱は，棘上筋の筋内腱と同様に，斜走部の上半部分にみられ

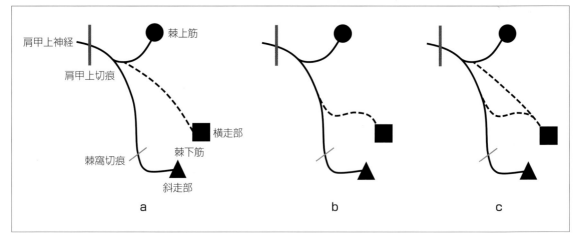

図 3. 棘下筋横走部の神経支配
同部に対する神経支配は，肩甲上神経の棘上筋枝から(a)，棘下筋枝から(b)，そしてその両方から(c)の支配を受ける場合が存在することから，棘上筋と棘下筋の中間的な構造であると，系統発生的に考えられる．

る．下半部分には強い腱性部はみられず，薄く短い腱により形成される．そのため，棘下筋の主たる筋機能は，上半部分に限局していると推測される．この棘下筋の筋内腱は，停止部付近では大きく前方へカーブし，前方に向かって走向する．つまり，棘上筋の外側に隣接して，大結節の上面の前縁にまで達する．そのため，最前方では棘上筋と筋内腱同士の最も強い部分が，接しているように観察される．Clark と Harryman[3] は棘上筋腱と棘下筋腱は癒合していて，大結節の停止部付近では分離できないとしている．また，Minagawa ら[4] は棘上筋腱と棘下筋腱が大結節停止部において重層すると報告している．実際，CHL と呼ばれる結合組織が棘上筋と棘下筋の前方部分を被覆しているために，境界は一見不明瞭である．しかし，表面を被覆している結合組織を丁寧に除去し，棘下筋の前方部分の腱性部を同定すると，外側へと向かう棘上筋の後半部分と，後方から前外側へとカーブして走行する棘下筋腱とは，異なる構造であることが明確に認識できる．構造としては区別されるものの，実際は両筋の停止部腱が CHL の線維により被覆されて，ひとまとめになっていることから解釈すると，各々の腱が独立して機能するというよりは，協調して作用していると想定される．棘下筋横走部は上腕骨頭の付近で斜走部の腱性部の表面に停止している．つまり，直接大結節に停止する腱を含んでいない．棘上筋と棘下筋の肩甲上神経により支配される神経の分布を解析すると，横走部を支配する枝は棘下筋枝からの分枝のみならず，棘上筋枝から分枝する例も 2 割程度存在する．両筋が烏口上筋という同一の筋に由来しているという系統発生的な考察からも，棘下筋横走部は棘上筋と棘下筋の中間的存在であると解釈される(図 3)．

小円筋の解剖

小円筋は肩甲骨背側面の棘下筋の尾側より起始し，大結節の最下方にある下面に停止するとされる．小円筋は肩甲骨起始部では一塊にみえるが，上腕骨停止部では，上下にずれるように，頭側と尾側の筋束に分かれている(図 4)[5]．頭側の筋束は肩甲骨外側縁の下部から起始し，比較的太い腱性部に移行して，大結節の下面に円形の停止部を形成する．一方，尾側の筋束は棘下筋と小円筋の間にある中隔様の腱膜から起始し，主として筋性部として，大結節下面の尾側にある上腕骨外科頚に縦長の停止部を形成している．

肩甲下筋と腱板疎部の解剖

肩甲下筋は肩甲骨の前面(肋骨面)，すなわち肩甲下窩より広く起始して，上腕骨の小結節に停止するとされている．しかし，小結節に限局すると

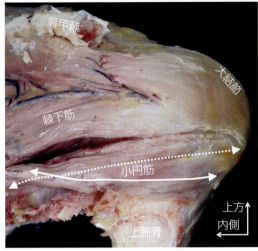
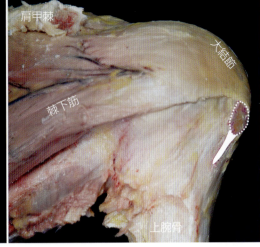

図 4. 小円筋の走行と上腕骨停止部
右肩の肩峰を除去し、背側より観察している.
a：小円筋の近位における深層(白破線)は腱成分として大結節下面に向かい、その表層にある筋成分(白実線)は、やや遠位の停止部に向かう.
b：深層の腱成分は、線維軟骨を介した円上の停止部(白破線領域)を呈し、表層の筋成分はその遠位に線状の停止部を呈する(白塗り領域).

いうよりは、その上下に幅広く停止している(図5)．肩甲下筋には数本の筋内腱が存在している．幅広く扇状に広がる筋束の中には、扇のように筋内腱が広がって走行している．停止部においては、それらの腱が合して面状に上腕骨に付着している．小結節の隆起自体には、遠位から集まってきた腱成分が停止している．それら筋内腱のうちで、最頭側を走行する最も太くしっかりとした腱は、小結節と上腕骨頭の関節軟骨との間にある上腕骨頭窩へと連続して、特徴的な舌様の停止部(舌部)を形成している[6]．

この舌部の表面には関節包の一部としての上関節上腕靱帯(SGHL)や腱板疎部を被覆する結合織であるCHLが合わさり、上腕二頭筋長頭腱(LHB)が関節内から結節間溝へと走向を変化する滑車構造における走向路を担っていると考えられる[7]．さらに結節間溝においては、CHLはSGHLと境界不明瞭な複合体を形成してLHBを取り囲むような構造をなすことから、肩関節の屈曲・回旋・伸展や上腕二頭筋の収縮に柔軟に対応していると推測される．

一方、CHLは烏口突起の基部と下面から腱板疎部、腱板筋を被覆、充填する結合織である(図6)．「靱帯(ligament)」と呼ばれるが、いわゆる束状の

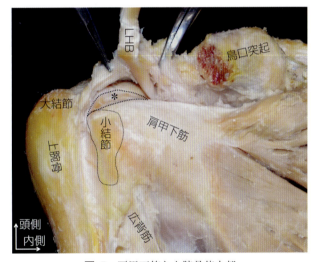

図 5. 肩甲下筋と上腕骨停止部
右肩より烏口突起の先端を除去して、前方から観察している．結節間溝を開放して、上腕二頭筋長頭腱(LHB)を近位方向へ翻転している．肩甲下筋腱の最頭側部は小結節の近位、上腕骨頭窩に舌部(＊)を形成して、LHBの滑走床を担っている．

構造をなしているわけではない．小胸筋の約3割の例においては、烏口突起に停止するのみでなく、大結節や関節窩後上方へと向かう延長腱をもつ場合があり、CHLと混同され得ると想定する．烏口突起の基部後方に付着する部分は、棘上筋の上下、いいかえれば浅層と深層(関節包)をはさみこむよ

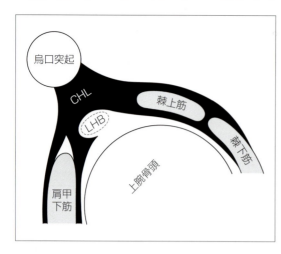

図 6.
烏口上腕靱帯(CHL)の配置
CHL は烏口突起の基部，下面より，浅層は棘上筋と肩甲下筋の筋膜へ，深層は関節包へと連続して，腱板疎部を広く被覆している．

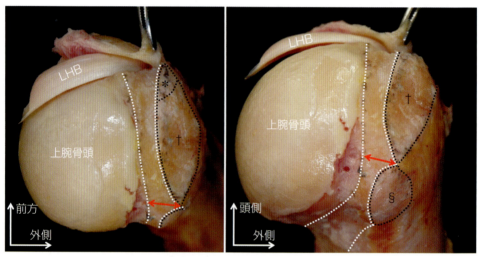

図 7．肩上方関節包の付着部　　　　　a|b
右上腕骨より，腱板と関節包を除去し，黒破線領域で棘上筋(＊)，棘下筋(†)，小円筋(§)の停止部，白破線領域で，関節包付着部を示す．赤矢印は棘下筋と小円筋の境界において，関節包付着幅が広くなる様子を示している．

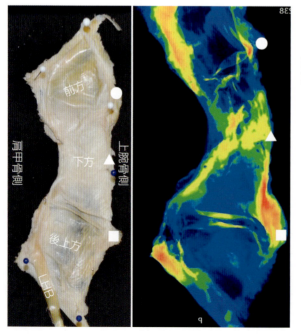

a|b

図 8．
肩関節包の膜厚分布

a：右肩関節包を関節唇と上腕二頭筋長頭腱(LHB)ごと摘出し，平面上に展開して関節側より観察している．上腕骨付着部のうち，肩甲下筋腱停止部下縁(●)，腋窩嚢(▲)，棘上筋と小円筋の境界(■)に対応する部位が表記されている．

b：a を高解像度 CT により撮像後，3次元再構築し，ソフトウェアを用いて膜厚の局在性を可視化している．色調が明るいほど膜が厚く，暗いほど薄いことを示唆する．

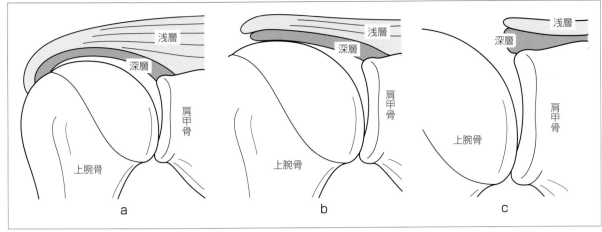

図 9. 腱板断裂の層間剥離の変化
a：正常肩腱板の層構造．腱板は筋腱からなる浅層と，関節包を含む深層構造からなる．
b：断裂初期は浅層の膜厚は保たれている．
c：断裂が進行して変性が進むと，相対的に深層の膜厚が保たれることが多い．

うに連続するのに対して，烏口突起の基部前方から下面に付着する部位は，肩甲下筋腱最頭側部を前後にはさみこみ，遠位方向へと広がっている．頭側は関節窩より近位内側へ，尾側は小結節を越えて肩甲下筋の下部筋性部の停止にまで及んでいる（図6）．

肩関節包の包括的解剖

　肩上方において，棘上筋・棘下筋の深層に必然的に存在するのが関節包である．肩関節包は関節裂隙上においては非常に薄い膜状の構造であるが，上腕骨付着部においては数mmの幅をもって付着している．その付着幅の様式も一様ではなく場所により異なるが，ある種のルールに則っている．棘上筋と棘下筋の境界，つまり最も棘下筋が幅広く付着する部位においては比較的幅狭く，約3〜4mmの幅をもって付着している．Kimら[8]は腱板断裂例360肩に対する超音波検査を用いた研究により，腱板変性断裂はLHBの後方約15mmから始まると述べている．LHBの厚みや人種間のサイズ差などを考慮すると，この位置は上方関節包の付着幅が最も狭くなる場所に対応しており，腱板断裂の病因に関節包付着部の関与の可能性が示唆される．一方，腱板の付着していない大結節前縁や，特に棘下筋停止部の後縁，つまり小円筋停止部の前縁において，関節包は比較的幅広く付着し，約10mmの幅を呈する（図7）．これは，形態学的に腱板筋群が幅広く停止する骨の部位においては，関節包は幅が狭く，逆に腱板筋群の停止しない部位においては，その空隙を補填するかのごとく，腱板筋と関節包が相補的に大結節を被覆しているように解釈できる[9]．

　上記は，肩上方に限局した所見であるが，前方から下方，後方と関節全体ではどのような原則になっているのか，また関節の実質部分では薄い関節包がどのような力学的負荷を反映して，幅広い付着部を呈しているか，など疑問が残る．肩関節包を，同様に腱板や上腕三頭筋長頭腱の起始とは分離して，肩甲骨関節窩と上腕骨より剥離すると，付着部の幅という観点では，腋窩嚢に対応する解剖頸と外科頸の後に約15mmもの幅広い付着部を呈する[10]．さらに，剥離した肩関節包を平面状に展開すると，細長い連続する膜状構造として観察できる．興味深いことに，高分解能CTにより，その膜厚の分布を解析してみると，腋窩嚢に対応する関節包は，後方〜上方に比して明らかな厚みをなしていることがわかる（図8）．その膜厚な部分は，細長い膜状構造の辺縁に沿って，後方〜上方にまでのびている．この構造が前述の棘下筋停止部と小円筋停止部の境界へと連続し，関節包付着部に張力を伝達して，上腕骨頭をハンモックのように下から上へと支えていると考えると，その付着幅が広いことや，組織学的に同部位

に線維軟骨が発達していることにも合点がいく.

腱板と関節包解剖における臨床的意義

腱板や関節包の解剖学的知見と,腱板断裂に対する手術との臨床的関連性として,後上方肩断裂において経験される層間剥離(delamination)について触れておく.層間剥離は「腱板断裂の遠位断端において層間が剥離し,通常その深層が引き込まれた状態」と定義されている[11].層間剥離は腱板断裂治療の予後不良因子とされているが,その頻度は,画像や手術手技の違いはあれども,5〜92%と報告により大きく異なり,その病態や治療に対する影響などはよくわかっていない.後ろ向きの横断研究ではあるが,Tanakaら[12]の臨床報告によれば,後上方の完全断裂において,「全体として約半数に層間剥離は存在すること,サイズの大きい断裂ほど,後方により多く観察され,深層が浅層に比して厚い例が多くなること」などが明らかとなった(図9).正常解剖から病態に関して多くのことを語ることはできず,解剖学的構造の,どの層間に剥離が発生するかは未だ解明されていない.しかし,解剖学的に最深層に存在する関節包が,層間剥離の深層に含まれることに議論の余地はない.層間剥離を伴う大きな断裂において,膜厚を保っている深層を,主には「関節包」として,大結節内側縁に個別に修復することは,昨今の関節外科手術の潮流ともいう解剖学的修復と呼ぶに値するのではないかと感じている[13].また,前述の包括的解剖の観点から,層間剥離の深層を修復することは,関節包の膜厚な部分に張力を伝達させるという意味をもつ.このことから,腱板断裂手術が「動的構造の再建」という意義のみならず,「安定性の獲得」に寄与していると推測される.

文 献

1) Mochizuki, T., et al. : Humeral insertion of the supraspinatus and infraspinatus : New anatomical findings regarding the footprint of the rotator cuff. J Bone Joint Surg Am, **90** : 962-969, 2008.

2) Kato, A., et al. : An anatomical study of the transverse part of the infraspinatus muscle that is closely related with the supraspinatus muscle. Surg Radiol Anat, **34** : 257-265, 2012.

3) Clark, J. M., Harryman, D. T. 2nd. : Tendons, ligaments and capsule of the rotaotor cuff. Gross and microscopic anatomy. J Bone Joint Surg Am, **74** : 713-725, 1992.

4) Minagawa, H., et al. : Humeral Attachment of the Supraspinatus and Infraspinatus Tendons : An Anatomic Study. Arthroscopy, **14** : 302-306, 1998.

5) Hamada, J., et al. : Anatomic study and electromyographic analysis of the teres minor muscle. J Shoulder Elbow Surg, **28** : 870-877, 2017.

6) Arai, R., et al. : Subscapularis tendon tear : an anatomic and clinical investigation. Arthroscopy, **24** : 997-1004, 2008.

7) Arai, R., et al. : Functional anatomy of the superior glenohumeral and coracohumeral ligaments and the subscapularis tendon in view of stabilization of the long head of the biceps tendon. J Shoulder Elbow Surg, **19** : 58-64, 2010.

8) Kim, H. M., et al. : Location and initiation of degenerative rotator cuff tears : an analysis of the hundred and six shoulders. J Bone Joint Surg Am, **92** : 1088-1096, 2010.

9) Nimura, A., et al. : The superior capsule of the shoulder joint complements the insertion of the rotator cuff. J Shoulder Elbow Surg, **21** : 867-872, 2012.

10) Momma, D., et al. : Anatomic analysis of the whole articular capsule of the shoulder joint, with reference to the capsular attachment and thickness. J Exp Orthop, **5** : 16, 201.

11) Sonnabend, D. H., et al. : Laminated tears of the human rotator cuff : a histologic and immunochemical study. J Shoulder Elbow Surg, **10** : 109-115, 2001.

12) Tanaka, M., et al. : Location and thickness of delaminated rotator cuff tears : cross-sectional analysis with surgery record review. JSES Open Access, **13** : 84-90, 2018.

13) Mochizuki, T., et al. : Repair of Rotator Cuff Tear With Delamination : Independent Repairs of the Infraspinatus and Articular Capsule. Arthrosc Tech, **5** : e1129-e1134, 2016.

足育学 SOKU-IKU GAKU

新刊

外来でみる フットケア・フットヘルスウェア

編集：高山かおる
埼玉県済生会川口総合病院 主任部長
一般社団法人足育研究会 代表理事

2019年2月発行　B5判　274頁　定価(本体価格 7,000円＋税)

治療から運動による予防まで あらゆる角度から「足」を学べる足診療の決定版！

解剖や病理、検査、治療だけでなく、日々のケアや爪の手入れ、運動、靴の選択など知っておきたいすべての足の知識が網羅されています。皮膚科、整形外科、血管外科・リンパ外科・再建外科などの**医師**や**看護師**、**理学療法士**、**血管診療技師**、さらには**健康運動指導士**や**靴店マイスター**など、多職種な豪華執筆陣が丁寧に解説！
初学者から専門医師まで、とことん「足」を学べる一冊です。

CONTENTS

- 序章　「あしよわ分類」を理解する
- Ⅰ章　足を解剖から考える
- Ⅱ章　足疾患の特徴を学ぶ
- Ⅲ章　検査で足を見極める
- Ⅳ章　足疾患の治療を知る
- Ⅴ章　足のケア・洗い方を指導する
- Ⅵ章　フットウェアを選ぶ
- Ⅶ章　忘れてはいけない 歩き方指導・運動
- Ⅷ章　まだまだ知っておきたい 足にまつわる知識
- 巻末　明日から使える「指導箋」

セルフケア指導ができる「指導箋」付き！

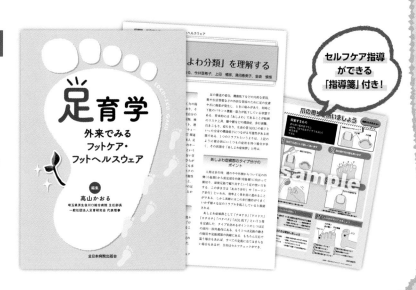

全日本病院出版会
〒113-0033　東京都文京区本郷3-16-4　Tel:03-5689-5989
www.zenniti.com　　　　　　　　　　　　Fax:03-5689-8030

特集：腱板広範囲断裂に対する肩関節温存手術

腱板広範囲断裂のバイオメカニクス
―機能回復を得るために必要な知識―

山本宣幸*

> **Abstract**：肩挙上には三角筋と腱板の両方が必要であることは以前から指摘されている．三角筋は上方剪断力として働くため初期の挙上作用はなく，腱板が働いている．三角筋の筋活動は 90～120° で最大になる．挙上できない患者と挙上できる患者の違いは未だ明らかではないが，肩の機能障害の差によるものと推測される．偽性麻痺を改善させるのに重要なのは，求心位の保持，肩峰下面の関節面形成，肩甲骨の代償，モーメントアームの軽減などである．

（J MIOS. No. 91：10-13, 2019.）

肩挙上には腱板と三角筋どちらが重要か

　肩関節を挙上するためには腱板と三角筋の両方が必要であることはよく知られている．腱板は骨頭を関節窩に引き寄せ，骨頭は支点となり，上肢は三角筋によって持ち上げられている．これは両者の解剖学的位置を見ると容易に理解できる．三角筋は上腕から肩峰に向かって垂直方向に付着しており，上腕骨を持ち上げる剪断力として働く．腱板は上腕骨と直交する方向に位置しており，骨頭を関節窩に引き寄せ固定する．両者の筋が挙上動作に重要であることは理解できるが，それぞれの筋はどのように挙上動作に関与しているのだろうか．古くは約 40 年前の Bechtol[1] の論文に報告されている．三角筋の筋活動は挙上の 90～120° で最大になり，一方，腱板筋の筋活動は挙上 30～90° 付近で最大になって，それ以上の挙上では減少する．三角筋は上方剪断力として働くため，初期の挙上作用はない．この Bechtol[1] の論文は古典的であるが広く知られている．その後 Howell ら[2] はボランティアの正常肩を使って肩挙上時の外転トルクを動力計にて計測した．リドカインを注射して人為的に腋窩神経麻痺および肩甲上神経麻痺を作成し，肩挙上時の外転トルクを計測・比較した．その結果，棘上筋と三角筋は同等に肩挙上の動作筋として働いていたと結論している．これは Bechtol[1] の報告とは異なる結果である．その 8 年後に発表された屍体肩を用いた Wuelker ら[3] の研究結果も異なっている．棘上筋筋力を除去しても三角筋筋力で代償されていたと述べ，棘上筋は三角筋に比べ挙上筋としては働きが小さいと結論している．実際の臨床では頚椎疾患で C5 神経根麻痺のため三角筋が働かず挙上が全くできない患者を時々みる．一方で広範囲断裂でも挙上ができる

Key words：腱板広範囲断裂（massive rotator cuff tear）　偽性麻痺（pseudoparalysis）　三角筋（deltoid）
腱板（rotator cuff）　リハビリテーション（rehabilitation）

* Yamamoto Nobuyuki, 〒 980-8575 宮城県仙台市青葉区星陵町 1-1　東北大学大学院医学系研究科外科病態学講座整形外科学分野，講師

患者もいる．これらを考えると，挙上動作にとってより重要なのは三角筋のほうであると言えるのかもしれない．

偽性麻痺（pseudoparalysis）とは？

偽性麻痺とは大雑把に表現すると腱板断裂の患者で挙上ができない状態を指す（図1）．1976年にRössler[1]が最初にpseudoparalysisという単語を記載している．偽性麻痺を伴った腱板広範囲断裂に対する治療は挑戦的なところがあり，どのような手術が有効なのかよく議論されるテーマの1つになっている．その一方でこの偽性麻痺という単語の定義が定まっておらず，肩外科医によって定義が異なっている現状もある．Tokishら[5]は偽性麻痺に関するsystematic reviewを行っている．16の論文の偽性麻痺を調べると，最も多く用いられていた定義は「他動挙上は制限ないが，自動挙上は90°以下に制限されているもの」であったと述べている．注意しなければいけないのはどの論文でも注射して除痛を行った後の可動域を調べていないことである．痛みのために挙上困難になっている場合はよく遭遇するため，まずは除痛後の可動域評価が必須である．除痛が得られると挙上ができるようになる症例は偽性麻痺から除外する必要がある．

挙上できない患者と挙上できる患者の違いは？

不思議なことにMRI画像上同じような大きさや断裂形態の広範囲断裂でもしっかりと挙上できる患者もいれば，偽性麻痺を呈し全く挙上ができない患者もいる．この違いは何だろうか？　画像上同じ断裂がみられているので解剖学的な問題ではないだろう．恐らく肩の機能的な問題の違いと推測される．その証拠として運動療法が偽性麻痺の改善に有効であるとする報告がある．Collinら[6]は偽性麻痺を伴う腱板広範囲断裂45人に対して運動療法を行い，約半数において160°以上の挙上が可能になったと報告している．Levyら[7]も同様に偽性麻痺を伴う腱板広範囲断裂17人に対して

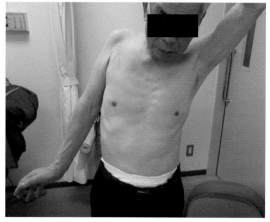

図 1．偽性麻痺を呈する腱板広範囲断裂の患者
外傷性の腱板断裂でMRI画像上，棘上筋と棘下筋を含む広範囲断裂を認める．

三角筋を中心とした機能訓練を行い，平均160°に改善したと報告している．我々の施設でも偽性麻痺を伴う腱板広範囲断裂に対しては疼痛コントロールを行いながら運動療法を併用し，偽性麻痺が改善する症例を多く経験している．これらの事実を考えると，偽性麻痺の状態は機能的な問題で生じたものであり，機能改善が得られると例え広範囲断裂であっても挙上動作は可能になると言える．言い換えると，偽性麻痺を改善させるポイントの1つとして機能改善が挙げられる．

挙上できる広範囲断裂とは
─バイオメカニクスの視点から─

それではどのような機能障害があると挙上できず，どのように機能が改善すると挙上可能になるのだろうか．残念ながらそれらの疑問に答えることのできるエビデンスは文献を探してもみつからない．現時点で明らかではないがバイオメカニクスの視点から以下のような状態であると推察することができる．これらの所見はあくまでも経験に基づく推論であり，今後動作解析や画像解析などの客観的評価が行われ，その機序の解明が必要である．

1．求心位の保持

挙上動作の際に骨頭の求心位が得られていることは必須である．Saha[8]が提唱したforce coupleという概念はよく知られており，これで説明する

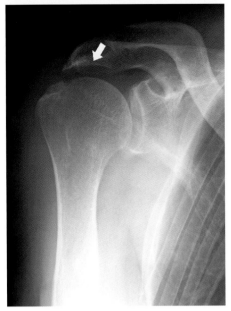

図 2. 肩峰下面の関節面形成
広範囲断裂の患者では肩峰下面の関節面形成（矢印）が挙上に役立っている．

ことができる．骨性に不安定な骨頭を前方と後方の腱板が同時に収縮することによって関節窩に押し付けることで骨頭が安定するというものである．つまり前方の肩甲下筋と後方の残存腱板（小円筋など）が求心位保持に役立っているのである．逆のケースとして肩甲下筋腱断裂のため，挙上すると骨頭が前上方へ変位してしまい挙上動作が得られない症例を経験する．Saha[8]が提唱したのは肩甲上腕関節での force couple だが，肩甲骨にもこの force couple という考えが応用されている．肩甲骨の前方に位置する前鋸筋と後方に位置する僧帽筋である．肩甲骨を挟んで前方と後方に位置するこれらの筋のバランスが肩甲骨の機能保持に役立っている．

2．肩峰下面の関節面形成

広範囲断裂の単純Ｘ線画像で骨頭が上方化している症例はよくみかける．経過が長い症例では衝突する骨頭の応力を分散するように肩峰の下面に関節面を形成する場合もある（図2）．このような症例では比較的挙上が保たれている．前述した force couple は関節の前後のバランスであるが，上下方向の安定，つまり骨頭がこれ以上上方へ変位しないためにこの関節面形成が役に立っている．骨頭の上方化を止め支点を作っており，上方関節包再建術やバルーン手術などの手術も同じ機序である．

3．肩甲骨の代償

偽性麻痺の状態から挙上できるようになった腱板広範囲断裂の患者の話を聞いてよく耳にするのが，挙上動作初期の首すくめ動作である．実際にみてみると首をすくめているのではなく肩甲骨を意識的に外転させているようである（図3）．前述した通り，Bechtol[1]の報告によると三角筋には初期の挙上作用はなく，三角筋の筋活動は挙上の90～120°で最大になる．挙上初期には骨頭を関節窩へ引き留めておく必要があるが，腱板広範囲断裂が存在するとその役割を果たすものがなくなる．それを代償するのが肩甲骨である．挙上初期に肩甲骨が通常よりも大きく外転することによって三角筋が働きやすくなり，挙上が可能となると推測される．

4．モーメントアームの軽減

挙上動作ができない患者はなんとか自分で挙上できるようにしたいと思い，いろいろ工夫している．挙上の際に肘を伸ばしてそのまま上肢を挙上するのではなく，肘を曲げて上げることを学習している患者もいる（図4）．これはバイオメカニクスの視点から理にかなった上げ方である．つまり，肘を曲げることによって上肢のモーメントアームを軽減させ，より上げやすくしていると言える．仮に上肢の長さが1 m で重さが4 kg だとすると，腕を伸ばした状態では力のモーメントは $1 \text{ m} \times 4 \text{ kg} = 1 \text{ m} \times 4 \times 9.8 \text{ N} = 39.2 \text{ Nm}$ ということになる．一方肘を曲げた場合，仮に上腕の長さが50 cm だとすると $0.5 \text{ m} \times 4 \text{ kg} = 0.5 \text{ m} \times 4 \times 9.8 \text{ N} = 19.6 \text{ Nm}$ となるので半減したことになる．簡略した計算だが同じ上肢でも半分の力で肩を挙上できることになる．

文献

1) Bechtol, C.O.：Biomechanics of the shoulder. Clin Orthop Relat Res, **146**：37-41, 1980.

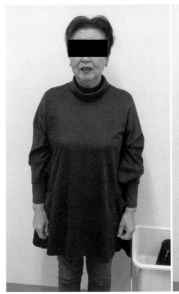 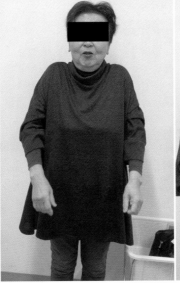 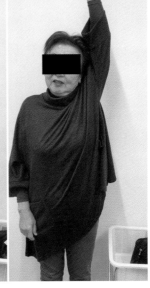

a|b|c　　　図 3. 腱板広範囲断裂患者の挙上の工夫
a：挙上する前
b：挙上時にまず首をすくめるような動作をとる．
c：挙上が可能になる．

2) Howell, S. M., et al.：Clarification of the role of the supraspinatus muscle in shoulder function. J Bone Joint Surg Am, **68**(3)：398-404, 1986.

3) Wuelker, N., et al.：Translation of the glenohumeral joint with simulated active elevation. Clin Orthop Relat Res, **309**：193-200, 1994.

4) Rössler, H.：[Ruptures in the rotator aponeurosis(author's transl)]. Z Orthop Ihre Grenzgeb, **114**(3)：282-294, 1976.[Article in German]

5) Tokish, J. M., et al.：Pseudoparalysis：a systematic review of term definitions, treatment approaches, and outcomes of management techniques. J Shoulder Elbow Surg, **26**(6)：e177-e187, 2017.

6) Collin, P. G., et al.：Is rehabilitation effective in massive rotator cuff tears？ Orthop Traumatol Surg Res, **101**(4 Suppl)：S203-S205, 2015.

7) Levy, O., et al.：The role of anterior deltoid reeducation in patients with massive irreparable degenerative rotator cuff tears. J Shoulder Elbow Surg, **17**(6)：863-870, 2008.

8) Saha, A. K.：Dynamic stability of the glenohumeral joint. Acta Orthop Scand, **42**：491-505, 1971.

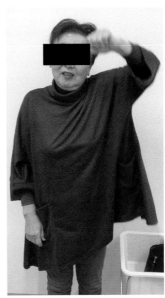

図 4. 肘を曲げて挙上
肘を曲げてゆっくりと動かすと挙上できる患者もいる．

Monthly Book
MEDICAL REHABILITATION

最新増大号

No.228
2018年10月
増大号

成長期のスポーツ外傷・障害とリハビリテーション医療・医学

編集企画／**帖佐悦男**（宮崎大学整形外科教授）

成長期スポーツ外傷・障害を理解するための基礎知識をまとめた総論はもちろん、各論では部位別・種目別特徴とそれに対するリハビリテーションについて概説！成長期のスポーツ臨床のみならず、スポーツ現場でも役立つ一冊！

定価（本体価格 4,000 円＋税）B5 判 2018 年 10 月発売

目次

子どものスポーツ外傷・障害と対策	帖佐　悦男
Ⅰ．基礎知識―総論―	
子どもの運動器の特徴	内尾　祐司
子どもが低年齢から単一スポーツを続けていることの問題点・対策	高岸　憲二ほか
子どものスポーツ外傷に対するリハビリテーション	黒柳　元ほか
子どものスポーツ障害に対するリハビリテーション	石谷　勇人ほか
Ⅱ．成長期のスポーツ外傷・障害について―部位別の特徴と種目―	
成長期の上肢スポーツ外傷・障害―部位別の特徴および種目別関連性について―	瓜田　淳ほか
下肢	津田　英一ほか
腰椎外傷の特徴と種目関連性	山下　一太ほか
Ⅲ．成長期のスポーツ種目別外傷・障害の特徴とリハビリテーション医療・医学	
ジュニアテニス選手に対するメディカルチェックの実際	橋本　祐介ほか
バドミントン	髙田　寿
野球	梅村　悟ほか
ランニング	向井　直樹
サッカー	仁賀　定雄ほか
成長期・育成世代のラグビー選手に対する外傷・脳振盪後の復帰プロトコル	田島　卓也ほか
バスケットボールのスポーツ外傷・障害について	勝見　明ほか
バレーボールにおける成長期のスポーツ外傷・障害とリハビリテーション ―全国中学長身選手のチェックを主として―	板倉　尚子ほか
柔道	紙谷　武ほか
体操	奥脇　透
水泳	元島　清香ほか
サーフィン―ジュニア選手のチェックポイントとリハビリテーション―	小島　岳史ほか
ジュニアスキー選手のスポーツ傷害に対するメディカルチェックとリハビリテーション	國田　泰弘ほか
アイススケート	土屋　明弘

（株）全日本病院出版会

目次がご覧いただけます！
http://www.zenniti.com

〒113-0033　東京都文京区本郷 3-16-4　　電話（03）5689-5989　　FAX（03）5689-8030

特集：腱板広範囲断裂に対する肩関節温存手術

鏡視下腱板修復術
—修復可能な腱板広範囲断裂—

船越忠直[*]

Abstract：腱板広範囲断裂においても十分な剥離により解剖学的な修復が可能である場合もあるが，修復不能な場合や縫合部の過緊張が生じることもある．そのような場合には機能的な回復，腱板前後の安定化を獲得することで求心性を回復することが目的となる．腱板広範囲断裂に対して再断裂率を低くするためには，手術手技として十分な腱骨停止部の圧着と初期固定力，生物学的治癒促進が重要である．腱板広範囲断裂の場合には mobilization, medialization, sliding などの工夫を用いて tendon-to-bone の治癒する環境をしっかり整え，さらに tendon-suture interface での過度の緊張を防ぎ，術後の再断裂を防ぐことが重要である．高い初期固定力を持ってしても変性腱と骨粗鬆症のある骨との間に確実に腱骨停止部の再建を得ることは困難であり，上記に加え，適切な患者選定，リハビリテーションなどが重要である．部分修復術は比較的良好な臨床成績が報告されているが，修復部に強いストレスがかかり破断するリスクが高い．修復不能な場合，早期破綻のリスクが高い場合には，腱移行や上方関節包再建を検討すべきである．

(J MIOS. No. 91：15-21, 2019.)

はじめに

　腱板断裂修復術は解剖学的な位置に修復するのが理想的であり，腱板広範囲断裂の場合でも十分な剥離により解剖学的な位置に修復可能な場合もある．しかし，陳旧例の場合には十分な剥離をした後にも解剖学的な修復が不能な場合や縫合部の過緊張が生じることもある．したがって，そのような場合，様々な技術を駆使して機能的な回復，force couples(coronal and axial planes)[1]を目指すことになる．その際の理論の1つが，cable theory である．すなわち，腱板前後の安定化を獲得することで機能的に求心性を回復することである．これが部分修復術の理論の基礎にもなってい

るが，一方で早期の破綻のリスクが高い場合には適応を十分に留意すべきである．さらに術後に生じる可能性のある関節症性変化の増悪，腱板断裂修復術後に再断裂をきたし修復不能となった広範囲腱板断裂に対する reverse shoulder arthroplasty(RSA)が将来的に追加される可能性も念頭に置いて治療法を検討すべきである．また，これまで多くの報告で縫合方法を含めた初期固定力について検討されているが，高い初期固定力を持ってしても変性腱と骨粗鬆症のある骨との間に確実に腱骨停止部の再建を得ることは困難である．近年の systematic review では腱板広範囲断裂に対する鏡視下腱板修復術後に 79%の再断裂率が報告されている[2]．したがって，今後は生物学的治

Key words：関節鏡視下腱板断裂修復術（ARCR）　腱板広範囲断裂（massive rotator cuff tear）
再断裂（retear）

[*] Funakoshi Tadanao，〒374-0013 群馬県館林市赤生田町 2267-1　慶友整形外科病院整形外科，部長

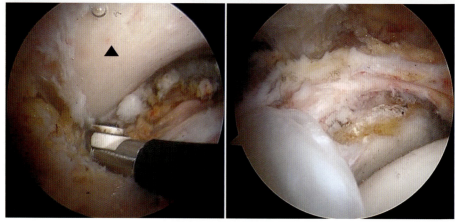

図1. Visualization
Scapular spine を含む全体を確認する.
矢頭：Scapular spine

癒をいかに早期に獲得できるかがポイントとなるであろう.

再断裂を生じる部位について

Mode of failure について Cummins らは最も弱い部位は tendon-suture interface であると報告している[3]. 臨床的には断裂のパターンは, tendon-to-bone の治癒が得られなかった場合と治癒が得られた後, 内側(tendon-suture interface)で断裂する場合の大きく2つあることが報告されている[4]. したがって, tendon-to-bone の治癒を目指すこと, さらに tendon-suture interface での再断裂を防ぐことが求められる.

Techniques

Tendon-to-bone の治癒促進に対しては, 基本的には治癒する環境をしっかり整えることに尽きる. すなわち, 手術手技において十分な腱骨停止部の圧着と初期固定力を得ること, および生物学的治癒を促進することと考えている. さらに tendon-suture interface での過度の緊張を防ぎ, 術後の再断裂を防ぐことが重要である. 断裂パターンや腱, 骨の質により様々な techniques を駆使して上記の目的を達成する.

1. Subscapularis tendon repair

大きな断裂の場合には coracoid base まで十分に展開し(70°斜視鏡が有効), mobilization することが重要(anterior sliding)である. Force couple の点からも可及的に修復する. しかし緊張が強く, 内旋位で修復すると強い外旋制限をきたすので注意が必要である.

2. Visualization

Scapular spine まで十分な視野を確保することで棘上筋腱(supraspinatus tendon：SSP), 棘下筋腱(infraspinatus：ISP)の走行を確認できる(70°斜視鏡が有効)(図1).

3. Preparation of soft tissue and bone bed

Ring curette などを用いて丁寧に行い tendon-to-bone での接触と生物学的治癒が得られるよう準備する.

4. Mobilization

Traction suture が有効である(図2).

十分な可動性が得られない場合には posterior sliding として SSP-ISP をカットしてリリースする(図3). この際に肩甲上神経に注意しつつ, glenoid を確認し articular side release を行う. 基本的には capsule より深い release は行わない. Interval slide を行うことにより, より緊張を軽減した修復が可能と考えている. Denard らは126名の massive cuff tear に対して85％の解剖学的修復(43％に interval slide を要した)が可能であったことを報告している[5].

5. Tendon-suture interface

近年では縫合糸の種類は様々なものを選択でき

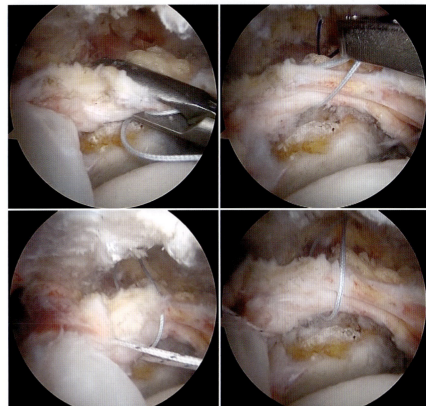

図 2.
Traction suture
Traction suture にて十分に articular side release を行う.
  a：SSP に traction suture をかける.
  b：Neviaser portal よりリレーする.
  c：ISP にも同様に traction suture をかける.
  d：Post portal より引き上げる.

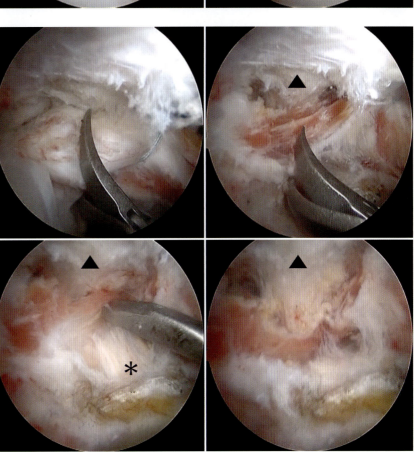

図 3.
Posterior sliding
SSP-ISP release をしてさらに mobilization を行う．この際に肩甲上神経(suprascapular nerve：SSN)に注意する．
  a：SSP-ISP を release
  b：Scapular spine をメルクマール
  c：Capsule を確認
  d：Capsule のみを切離し内側は，SSN に注意して鈍的に剥離
矢頭：Scapular spine
＊：Capsule

るようになった．結紮する場合には結紮のしやすさ，結紮強度，knot impingement などを考慮する必要がある．テープ素材のものは腱の質が良い場合にはより強固な圧迫力を加えることが可能であるが，腱の質が悪い場合には腱断端の破綻に繋がることもある．実際の手術にあたっては解剖学的な footprint 再建ができるように，かつ過緊張にならないように糸をかける位置を simulation（位置，深さなど）する．このためには限られた portal から腱に対する侵襲を最小にできるように様々な device（Scorpion，Lasso，Clever hook，Suture grasper など，術者の慣れたもの）を用意して対応する．

6．Medialization

力学的には Yamamoto らは 10 mm 以上の内方化で可動域制限が生じる可能性があることを報告している[6]．臨床的には Oizumi らは腱板広範囲断裂に対して直視下腱板修復を行い，骨頭頂部よりやや外側へ縫合した場合でも良好な成績であったことを報告している[7]．実際には SSP, ISP の筋萎縮や腱引き込みの状態がすべて均一ではないため，それぞれの腱に対して最も適切な medialization すべき位置を決めるのは難しい．十分な mobilization を行うと解剖学な foot print 再建が得られることも多いが，過緊張での縫合は早期の再断裂につながるため，medialization をためらう必要はないと考えている．

7．Suture method（single-row, double-row, suture bridge）

縫合方法に関しては，力学的には double-row は single-row より強固な初期固定が得られるとされている[8]．しかし，臨床的には最も優れた縫合法のコンセンサスは得られていないと考える．縫合方法は腱板断裂修復術成功の多くの因子の中の1つであり，個々の症例に応じて術者が選択すべきと考える．Transosseous-Equivalent repair[9]（Suture bridge technique）は広い foot print に圧着を加えられる方法で，現在の golden standard の1つである．さらに dog-ear を防止し，適切な footprint 再建を行うため，アンカーの位置，縫合糸の順番，cinch loop[10]（FiberLink など）の追加（図4，5）を必要に応じて行う．Surface-holding repair[11][12]は tendon-to-bone insertion を解剖学的により近い形態で修復可能で，骨孔を用いることで cannulation 効果[13][14]により腱内血流の早期回復を期待できる．さらに本法は tendon-to-bone insertion の medialization も可能であり過剰な緊張を軽減できると考えている．

腱の質が悪い場合には rip-stop stitch[15]の追加も検討する．

再断裂を防ぐために

手術により十分な腱骨停止部の圧着と初期固定力，生物学的治癒促進を試みても，残念ながら再断裂する症例もある．我々は腱板大広範囲断裂に対して鏡視下腱板修復（surface-holding 法）術後の再断裂のリスクを検討したところ，年齢，断裂サイズには相関を認めなかったが，脂肪浸潤のある症例が再断裂のリスクが高かった[16]．したがって，手術術式を工夫するのみでは腱板大広範囲断裂に対する縫合術には限界があり，十分に適応を検討する必要がある．さらに，リハビリテーションも重要である．再断裂や骨頭求心性獲得が得られないリスクの高い場合には腱移行術や上方関節包再建などが必要になると考えられる．近年，米国を中心に PRP（platelet rich plasma）の臨床応用がされ，生物学的治癒促進効果が期待されているが，再断裂防止の効果については確証はない．

部分修復術の適応と限界

前述の如く，腱板前後の縫合により骨頭の安定化を獲得することで機能的に求心性を回復することが手術の目的であれば，腱板部分修復により force couples の再建が獲得可能な場合が手術適応ということになる．一方で，術前の病態が pseudoparalysis のように求心性が得られていない場合と，大断裂であるが求心位が保持されている場合があり，これらを混同して手術適応および結果

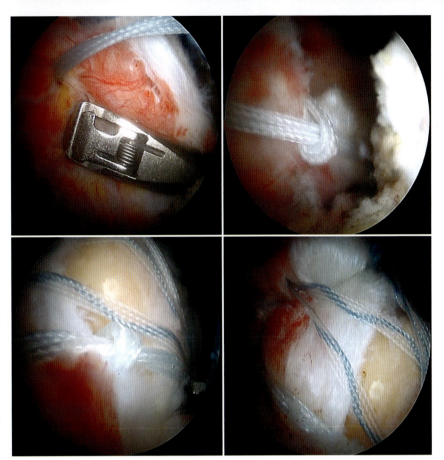

図 4.
Cinch loop ①
FiberLink の追加により tendon-to-bone の接触はさらに十分になる.

a：ISP に FiberLink をかける.
b：Cinch loop
c：外側アンカーで修復
d：腱が全体的に圧着されている.

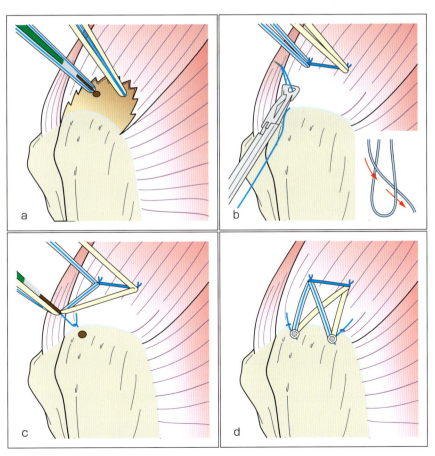

図 5.
Cinch loop ②
（文献10より引用改変）

を議論することは難しい．また，incomplete と partial repair は意味が違うのではという提言[17] もあり，部分修復といっても technique, philosophy も含めて様々な手術の方法がある．Hybrid technique（SSP medialization with single-row and ISP with double-row）は良好な成績が報告されている[18]．文献による腱板部分修復術後の多くは良好な臨床成績であると報告されているが，コントロールとして挙げられる部分修復術の多くは決して満足すべき成績ではない[19][20]．臨床スコアでは患者の問題点（力が入らない，ある角度で上がらないなど）が必ずしも点数に反映されない可能性もあり，適応と限界を決めるうえでも今後の検討課題と考える．部分的に腱板を修復した場合，修復したある場所にのみストレスが強くかかることが予想され，長期的には修復した部位も破断するリスクが高い．いずれにせよ，始めから部分修復を目指す手術の良い適応というのはかなり限られるのではないかと考える．前述のような technique を駆使しても修復不能な場合，早期破綻のリスクが高い場合には，腱移行や上方関節包再建などの別の術式を検討すべきであると考えている．

文　献

1) Burkhart, S. S. : Arthroscopic treatment of massive rotator cuff tears. Clinical results and biomechanical rationale. Clin Orthop Relat Res, **267** : 45-56, 1991.

2) Henry, P., et al. : Arthroscopic Repair for Chronic Massive Rotator Cuff Tears : A Systematic Review. Arthroscopy, **31**(12) : 2472-2480, 2015.

3) Cummins, C. A., et al. : Mode of failure for rotator cuff repair with suture anchors identified at revision surgery. J Shoulder Elbow Surg, **12**(2) : 128-133, 2003.

4) Kim, K. C., et al. : Comparisons of retear patterns for 3 arthroscopic rotator cuff repair methods. Am J Sports Med, **42**(3) : 558-565, 2014.

5) Denard, P. J., et al. : Functional outcome after arthroscopic repair of massive rotator cuff tears in individuals with pseudoparalysis. Arthroscopy, **28**(9) : 1214-1219, 2012.

6) Yamamoto, N., et al. : Glenohumeral joint motion after medial shift of the attachment site of the supraspinatus tendon : a cadaveric study. J Shoulder Elbow Surg, **16**(3) : 373-378, 2007.

7) Oizumi, N., et al. : Massive rotator cuff tears repaired on top of humeral head by McLaughlin's procedure. J Shoulder Elbow Surg, **16**(3) : 321-326, 2007.

8) Ma, C. B., et al. : Biomechanical evaluation of arthroscopic rotator cuff repairs : double-row compared with single-row fixation. J Bone Joint Surg Am, **88**(2) : 403-410, 2006.

9) Park, M. C., et al. : "Transosseous-equivalent" rotator cuff repair technique. Arthroscopy, **22**(12) : 1360 e1-5, 2006.

10) Burkhart, S. S., et al. : The Cowboy's Companion. Wolters Kluwer/Lippincott Williams & Wilkins, 2012.

11) Funakoshi, T., et al. : In vitro and finite element analysis of a novel rotator cuff fixation technique. J Shoulder Elbow Surg, **17**(6) : 986-992, 2008.

12) Taniguchi, N., et al. : Bone marrow stimulation at the footprint of arthroscopic surface-holding repair advances cuff repair integrity. J Shoulder Elbow Surg, **24**(6) : 860-866, 2015.

13) Urita, A., et al. : Difference in vascular patterns between transosseous-equivalent and transosseous rotator cuff repair. J Shoulder Elbow Surg, **26**(1) : 149-156, 2017.

14) Funakoshi, T., et al. : In vivo vascularity alterations in repaired rotator cuffs determined by contrast-enhanced ultrasound. Am J Sports Med, **39**(12) : 2640-2646, 2011.

15) Burkhart, S. S., et al. : Biomechanical validation of load-sharing rip-stop fixation for the repair of tissue-deficient rotator cuff tears. Am J Sports Med, **42**(2) : 457-462, 2014.

16) 福井隆史ほか：腱板大断裂，広範囲断裂に対する surface-holding 法の短期治療成績．肩関節，**40**(3) : 969-972, 2016.

17) Feldman, M. D. : Editorial Commentary : What's in a Name : Is There a Difference Between Incomplete and Partial Rotator Cuff

Repairs? Arthroscopy, **34**(7)：2074-2075, 2018.

18) Jeong, J. Y., et al.：Arthroscopic Incomplete Repair Using a "Hybrid Technique" for Large to Massive Rotator Cuff Tears： Clinical Results and Structural Integrity. Arthroscopy, **34**(7)：2063-2073, 2018.

19) Jeon, Y. S., et al.：Does Additional Biceps Augmentation Improve Rotator Cuff Healing and Clinical Outcomes in Anterior L-Shaped Rotator Cuff Tears? Clinical Comparisons With Arthroscopic Partial Repair. Am J Sports Med, **45**(13)：2982-2988, 2017.

20) Mori, D., et al.：Arthroscopic surgery of irreparable large or massive rotator cuff tears with low-grade fatty degeneration of the infraspinatus： patch autograft procedure versus partial repair procedure. Arthroscopy, **29**(12)：1911-1921, 2013.

特集：腱板広範囲断裂に対する肩関節温存手術

前上方腱板広範囲断裂に対する
鏡視補助下小胸筋移行術

山門浩太郎[*]

Abstract：一次修復が不可能な腱板広範囲断裂に対する手術として腱移行術は重要な選択肢である．従来，前上方腱板（肩甲下筋）不全に対して大胸筋が用いられていたが，高い侵襲性と低い結果の再現性，リビジョン時の癒着，肩甲下筋と移行腱の走行方向の解離から生じるバイオメカ的な非効率性，後方腱板修復の困難性，鏡視下に手術を行い得ない柔軟性の低さといった諸問題が指摘されてきた．小胸筋移行術はこれらの欠点を克服し得る有望な術式と考えられる．本稿で紹介する鏡視補助下小胸筋移行術の要諦は，小胸筋腱を烏口突起より骨腱移行部を温存したまま採取し，共同腱後方ルートより小結節にノットレスアンカーを用いて固定するところにある．また，腱採取はミニオープン下に行うことで採取と剥離が容易となり，関節内導入とグラフト固定を鏡視下に行うことで低侵襲化と後方腱板修復操作が容易となる．短期成績もあわせて記載する．

(J MIOS. No. 91：22-28, 2019.)

はじめに

　一次修復が不可能な腱板広範囲断裂（irreparable massive rotator cuff tear）に対する手術として腱移行術は重要な選択肢である．腱移行は，正常腱を血行と神経支配はそのままに機能不全となった被移植腱（non-functioning recipient）の停止部位に移行する術式であるが，腱板筋バランスの再獲得（"force couples"のリバランス），介在物としてインピンジメントを防ぐスペーサー効果，骨頭求心位の再獲得（"tenodesis effect"）による三角筋機能の効率化（腱板不全の代償）により働くものと考えられる[1]．また，腱移行の成立要件として，関節拘縮がないこと，十分に滑走するドナーを選択すること，移行後の癒着などによりおおよ

そ徒手筋力テスト（MMT）1段階分の筋力低下が生じるため十分な筋力のドナーを選択すること，筋力ロスを避けるため移行腱の直線性を確保すること，移行腱を分割して複数の機能を求めないこと，あらゆる肢位で神経血管束が緊張しないこと，といった条件が求められる[2)3)]．

　ところで，腱板広範囲断裂には，肩甲下筋腱を含む前方要素の破綻が大きい前上方広範囲断裂と棘下筋（〜小円筋）を含む後方要素の破綻の大きい後上方広範囲断裂があり，各種のドナーが移行腱として選択される．通例，前上方腱板（肩甲下筋）不全に対して大胸筋が用いられ，後上方腱板（棘上筋〜棘下筋）不全に対して広背筋が選択される．原則として観血的に手術が行われるが[4)〜6)]，筆者は前上方断裂に対して鏡視補助下小胸筋移行術を

Key words：腱板広範囲断裂（massive rotator cuff tear）　腱移行（tendon transfer）
　　　　　　大胸筋（pectoralis minor）

[*] Yamakado Kotaro，〒910-8561 福井市江上町 58-16-1　福井総合病院整形外科，部長

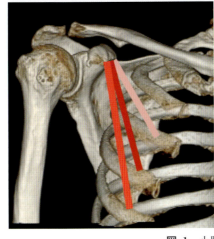
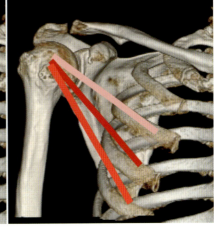

図 1. 小胸筋移行術
a：小胸筋．肋骨前面(第3～5前面)を起始とし，肩甲骨の烏口突起内側に停止する．
b：移行後．小胸筋を，烏口突起停止部で骨腱移行部を温存したまま骨付きで採取し，小結節に固定する．

選択し，後上方断裂に対して鏡視補助下広背筋移行術を選択している[1)5)7)～9)]．本稿では，鏡視補助下小胸筋移行術の術式を紹介する．

鏡視補助下小胸筋移行術[9)]

大胸筋移行術の欠点[5)6)10)11)]である高い侵襲性と低い結果の再現性，RSAリビジョン時の癒着，肩甲下筋と移行腱の走行方向の解離から生じるバイオメカ的な非効率性，後方腱板修復の困難(大胸筋移行の成績は後方腱板の機能に相関すると指摘されている)，鏡視下に手術を行い得ない柔軟性の低さといった諸問題の克服を目的として，Paladiniらが報告した観血的小胸筋移行術を鏡視下手術として改変して施行している[9)12)]．小胸筋は，肋骨前面(第3～5前面)を起始とし肩甲骨の烏口突起に停止するが，停止部の骨腱移行部を残したまま小結節に移行する術式である．このとき，移行腱の採取はミニオープン下に行い関節内処置と移行腱の固定を鏡視下に行っている(図1)．本法は，保存療法の奏功しない前上方腱板広範囲断裂や縫合不能の肩甲下筋腱断裂(Lafosse type 3, type 4[13)])が適応となる．肩甲下筋修復後の再断裂例も良い適応と考える．また，Lafosse type 2断裂でも縫合腱の萎縮や腱断端の状態が悪い場合や可動

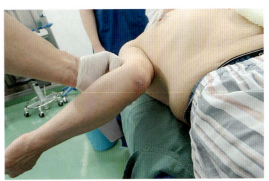

図 2. 麻酔下可動域の確認
小胸筋移行の適応を考慮する肩甲下筋断裂例ではエンドポイントのない他動外旋可動域の拡大を認めることが多い．

性の悪い場合などは適応となると考えている．一方で，三角筋機能不全，高度の関節拘縮，中～高度の変形症性変化，Seebauer typeⅡBに該当する前上方不安定性，および水平面における前方亜脱臼例は原則として適応とならない．

体位と麻酔

約70°上体を挙上したビーチチェア体位下に斜角筋間ブロック併用全身麻酔下に手術を行う．ついで麻酔下の可動域を確認する(図2)．これは，筆者の鏡視下腱板修復術と同じ環境である．烏口突起内側まで十分に消毒を行い術野を確保しておく．

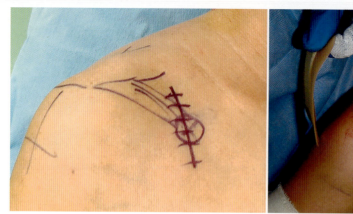
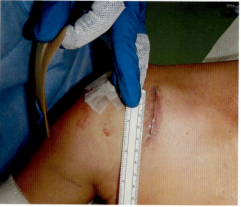

図 3. 前方ミニオープン皮切
烏口突起を中心とし，皮膚割線に沿って 3〜5 cm の切開
a：皮切
b：閉創後．皮下を 3-0 吸収糸で縫合し，ダーマボンド®
（エチコン）で被覆している．

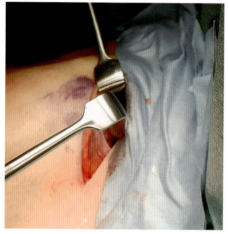

図 4.
小筋鉤 2 本を用いて三角筋を外側と遠位に引き，三角筋大胸筋間を展開する．

術　式

　棘上筋，棘下筋，小円筋腱の状態が術後成績に強く影響するため，できるだけ修復を試みる．ポータルとして，後方ポータルと前外側ポータルをワーキングポータルとして使用し，主に後外側ポータルをビューイングポータルとして使用する．前外側ポータルには 7 mm 径カニューラを設置する．前上方広範囲断裂において棘下筋下方〜小円筋の断裂は通例合併しないが，鏡視にて確認し断裂があれば修復を試みる．上腕二頭筋長頭腱が残存している場合は切腱/腱固定を追加するが，結節間溝への腱固定は小胸筋固定部位と固定用ア

ンカーが干渉する可能性が高いため，行っていない．肩甲下筋腱は部分修復が可能であれば小結節内側に修復を行う．このとき，移行ルートの確保を兼ねて，烏口突起背面の骨切除（coracoid plasty）を施行しておく．特に陳旧性の肩甲下筋断裂では烏口突起背面の骨増殖が認められることがあり，共同腱の走行より背側に突出する骨組織をシェーバー/バーで切除する．肩関節前内側での操作においては，共同腱の内側に筋皮神経が走行し，烏口突起内側深部に腕神経叢と血管束が位置することに格段の注意を払う．盲目的なシェーバーによる切除や VAPR（デピューシンセス）による焼灼は，決して行わない．ついで，ミニオープン下に小胸筋の腱を採取するが，鏡視を中断する前に，採取後の円滑な操作のため前上方ポータルから挿入したカニューラを烏口突起背面まで進めて留置しておく．ミニオープン皮切は烏口突起を中心とし，皮膚割線に沿って 3〜5 cm の切開とする（図 3）．皮下を展開し，三角筋と大胸筋を分ける脂肪組織を同定し，脂肪組織部位からメッツェン鋏を用いて両者を分離する．展開部の深部に烏口突起を触れるので，小筋鉤（3 cm 程度のもの）2 本を用いて三角筋を外側と遠位に引き，共同腱起始と小胸筋停止を露出させ確認する（図 4）．次に，烏口鎖骨靱帯と小胸筋との間を鈍的に剝離し，術者の中指を生じた間隙から挿入し烏口突起裏面を剝離する（図 5）．ついで，共同腱と小胸筋

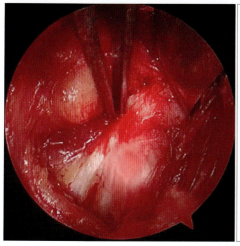
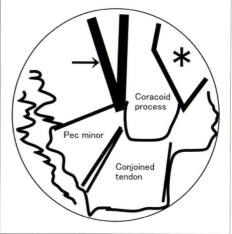

a|b

図 5. 烏口突起部
a：術中写真
b：線図．鑷子(→)は烏口鎖骨靱帯と小胸筋間に挿入されている．筋鉤(＊)

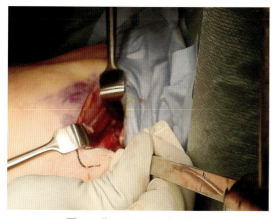

図 6. 薄刃ノミによる骨切り

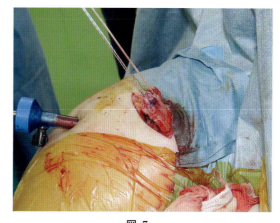

図 7.
骨腱移行部に2組の糸を通し，結節縫合あるいはロッキングヒッチで骨片を把持し，リーディング糸として小胸筋を引き出す．

の間を鈍的に剥離する．小胸筋腱が分離できたら，烏口突起上で停止部から約3mm外側に薄刃の骨ノミをあて手前の骨皮質のみを骨切りする(図6)．停止部の全長に骨切り線が入った後に，骨切り部にノミを挿入して手前に起こし，小胸筋腱を付けた状態で烏口突起内側縁を割り起こす．小胸筋腱の腱実質部は約2cm程度と非常に短いので骨付で採取することが非常に重要となる．骨切り直後には周囲の組織との連続性が残存しているため，骨片が中枢に引き込まれてしまうことはないので，あわてることなく創内から慎重に骨片を引き出す．次に，骨腱移行部に2組の糸を通し

(2号Hifiスーチャー，リンバテック)，結節縫合あるいはロッキングヒッチで骨片を把持し，リーディング糸とする(図7)．リーディング糸を引きながら小胸筋表面と裏面を用指的に剥離する．近位(グラフト上面)での烏口鎖骨靱帯との連絡線維あるいは遠位(グラフト下方)での共同腱との連続は，切離する．小胸筋腱の引き出しが悪い場合は，ほとんど小胸筋下方の線維束につっぱりがみられるので，リーディング糸を引きながらひきつれた線維のみ約3mm程度切離する．また，10～15％程度の症例で小胸筋腱が浅層と深層に分離し，浅層が烏口突起を越えて関節内に停止する破格が存

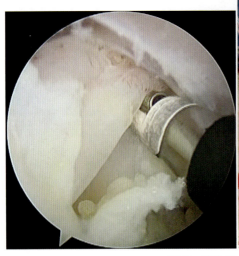
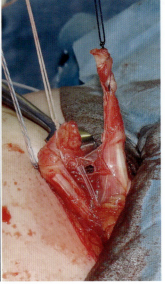

図 8. 破格例
小胸筋腱が浅層と深層に分離し，浅層が烏口突起を越えて関節内に停止する破格例では浅層を切離し，烏口突起停止部とともに採取した深層に縫合する．
　a：関節鏡写真．後外側より鏡視．小胸筋の破格線維が烏口突起を越えて関節内に連続する．
　b：小胸筋腱浅層と深層

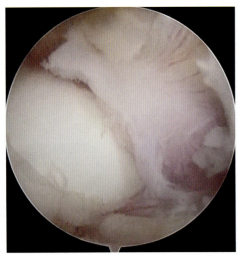

図 9. My finger sign
術者の指が烏口突起背面において十分な可動性を得られ容易に鏡視下に視認できる段階まで剥離を進める．

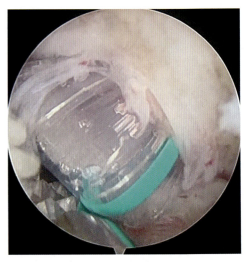

図 10. ペンローズドレーン

在する[14]（図 8）．その場合，薄い浅層を烏口突起部で切離し骨切りした深層骨片に縫合し，一体として運用する．ついで，烏口突起内側から創内に指を挿入しつつ，あらかじめ前外側ポータルから烏口突起背側に進めておいたカニューラからバンカートラスプを挿入し，先端を指で触知しつつ烏

口突起後内側へと誘導する．次に，鏡視を再開し，烏口突起背面に挿入された中指先端とラスプを確認する．ラスプで烏口突起内側〜裏面〜遠位の剥離を行うが，剥離をしっかり行うことで関節内への小胸筋腱導入が容易となる．このとき，術者の中指が烏口突起背面において十分な可動性を得ら

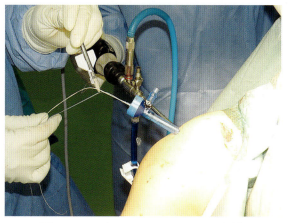

図 11. バーサロックアンカーによる固定

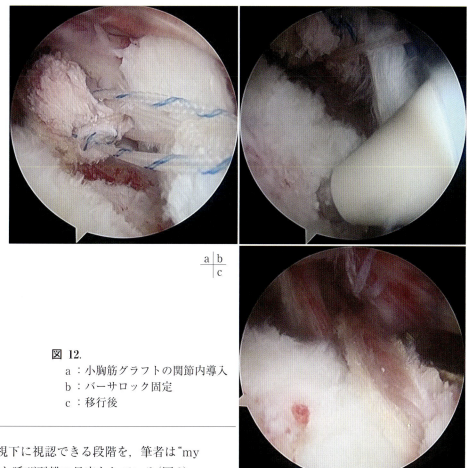

図 12.
a：小胸筋グラフトの関節内導入
b：バーサロック固定
c：移行後

れ容易に鏡視下に視認できる段階を，筆者は"my finger sign"と呼び剥離の目安としている（図9）．次に，烏口突起内側部からペンローズドレーンを挿入し，前外側ポータルからグラスパーで引き出す（図10）．ペンローズの烏口突起側にリーディング糸を通し，ペンローズ対側を引くことでリーディング糸を前外側ポータルに引き出す．これら2組の糸が交叉し，骨片が反転しないように注意してバーサロックアンカー（デピューシンセス）に通し，小結節あるいは結節間溝部にバーサロックを挿入し固定する（図11）．通常，1本のアンカーで十分な固定性が得られるが，不安な場合は一旦固定した残糸をもう1本のバーサロックにて外側にて追加固定を行う（図12）．

後療法

外転装具(スリングショット3,シラックジャパン)で患肢を6週間固定する.他動可動域訓練は早期に開始するが,外転外旋動作は患肢固定期間中禁止する.その後,自動可動域訓練を開始し,抵抗運動は術後3か月より許可する.

成 績

2013年12月〜2017年12月に手術を行い,12か月以上の経過観察を行い得た40例(男性36例,女性4例)の成績を以下に示す.手術時平均年齢は68.6歳(56〜82歳)で,平均経過観察期間は19.7か月(12〜48か月)であった.内訳は,肩甲下筋単独断裂1例,再手術例4例および前上方広範囲断裂35例であり,Lafosse分類type 2:5例,type 3:11例,type 4:24例であった.術前および最終経過観察時の成績は,UCLAスコアが14.5から30.3へ(p<.0001),疼痛VASスコアが60 mmから16 mmへ(p<.0001),自動屈曲可動域が92°から146°へ(p<.0001),自動外旋(下垂位)が45°から59°(p=.0057)それぞれ有意に改善を示した(UCLAおよび可動域はt検定,VASスコアはウィルコクソン符号付順位和検定を使用).1例で残存疼痛および可動域制限に対してRSAによる再手術を行った.腕神経叢損傷などの重篤な合併症は認められなかった.

まとめ

小胸筋移行術成績は,少なくとも短期的には有望なものと考えられる.前上方広範囲断裂(および縫合不能肩甲下筋断裂)に対する腱移行術のゴールドスタンダードである大胸筋移行に対し,低侵襲性(グラフト採取,展開および鏡視下操作)において優れる可能性を持つ手術と考える.

文 献

1) Yamakado, K.：Clinical and radiographic outcomes with assessment of the learning curve in arthroscopically assisted latissimus dorsi tendon transfer for irreparable posterosuperior rotator cuff tears. Arthroscopy, **33**：2144-2151, 2017.

2) Boyes, J.：Bunnell's surgery of the hand. Lippincott, Philadelphia, 1970.

3) Herzberg, G., et al.：Potential excursion and relative tension of muscles in the shoulder girdle：relevance to tendon transfers. J Shoulder Elbow Surg, **8**(5)：430-437, 1999.

4) Talbot, J. C., et al.：Shoulder tendon transfers for rotator cuff deficiency. Shoulder and Elbow, **5**：1-11, 2013.

5) 山門浩太郎：肩の広背筋移行術・大胸筋移行術. 整外 Surg Tech, **7**(1)：66-75, 2017.

6) 山門浩太郎：縫合不能の広範囲腱板断裂に対する大胸筋移行術. JOSKAS, **41**：634-638, 2016.

7) 山門浩太郎：広範囲腱板断裂(後上方断裂)に対する広背筋移行術. 整・災外, **57**：527-533, 2014.

8) 山門浩太郎：鏡視下広背筋移行術の短期成績. 肩関節, **39**：517-520, 2015.

9) Yamakado, K.：Arthroscopic-assisted pectoralis minor transfer for irreparable anterosuperior massive rotator cuff tear. Arthrosc Tech, **7**(3)：e193-e198, 2018.

10) Nelson, G. N., et al.：Pectoralis major tendon transfer for irreparable subscapularis tears. J Shoulder Elbow Surg, **23**：909-918, 2014.

11) Shin, J. J., et al.：Pectoralis major transfer for treatment of irreparable subscapularis tear：A systematic review. Knee Surg Sports Traumatol Arthrosc, **24**：1951-1960, 2016.

12) Paladini, P., et al.：Pectoralis minor tendon transfer for irreparable anterosuperior cuff tears. J Shoulder Elbow Surg, **22**：e1-e5, 2013.

13) Lafosse, L., et al.：Structural integrity and clinical outcomes after arthroscopic repair of isolated subscapularis tears. J Bone Joint Surg Am, **89**：1184-1193, 2007.

14) Dwivedi, A. K., et al.：An unusual variation of pectoralis minor muscle and its clinical significance. Int J Biomed Res, **7**：613-618, 2016.

特集：腱板広範囲断裂に対する肩関節温存手術

腱板広範囲断裂に対する筋前進術と
人工生体材料補強を行った修復術

横矢　晋[*1]　　安達伸生[*2]

Abstract：腱板広範囲断裂に対する修復術は再断裂が多く，一般的治療成績も不良であるとされている．その理由として無理な断端の引き出しにより修復部へ高い緊張が加わることや肩甲上神経に障害が出てしまうことが挙げられる．我々は修復部の緊張を軽減し，さらに肩甲上神経の障害を予防するために鏡視下肩甲上神経剥離術とともに小切開での棘上筋および棘下筋の筋前進術，ならびに修復部に人工生体材料を補強する術式を考案した．術後1年以上経過した45症例の結果をまとめたところ，前方挙上が術後有意に改善し，筋力は外転・外旋・内旋がすべて有意に改善，またJOAスコアも術後有意に改善した．再断裂を6例に認め再断裂率は13.3%であった．術後の筋電図評価でも肩甲上神経障害発生率は極めて低かった．広範囲断裂に対する本術式は術後臨床経過も良好で再断裂率も低く合併症も少ないため，リバース型人工肩関節を選択する前に考慮して良い術式である．

(J MIOS. No. 91：29-39, 2019.)

はじめに

断裂サイズが小～中等度の肩腱板断裂に対する鏡視下修復術は良好な術後成績と高い修復率が期待できる[1)~3)]が，広範囲断裂では再断裂率が高く術後臨床成績が劣るといわれている[1)4)]．再断裂の原因として無理に断裂腱板の断端を引き出して修復することにより発生する過緊張が指摘されている[5)]．Debeyreらはこの緊張を軽減させる目的で肩峰を骨切りした後，棘上筋を肩甲骨起始部から剥離して外側へ前進させて修復する方法を報告した[6)]．しかしこの方法は侵襲が大きいうえに，棘上筋の過度の引き出しにより肩甲上神経が麻痺をしてしまう可能性が指摘された[7)]．そこで黒川は

肩甲骨の内側の菱形筋と棘上筋および棘下筋の筋膜の連続性を保ったまま外側に移動させて修復するDebeyre変法を報告し[8)]，さらにそれらの処置を小皮切で行い実際の腱板修復を鏡視下に行うDebeyre-Patte変法が報告された[9)]．我々は黒川らの報告した内側の筋膜の連続性を絶つことにより棘上筋棘下筋のより外側への引き出しを可能とし，さらに術後神経麻痺の発生を予防する目的で鏡視下肩甲上神経剥離術を追加している[10)]．また動物実験の結果[11)]をもとに腱板修復部の補強を促し，さらに腱板修復部に加わる縫合糸による圧を分散させることで再断裂率軽減させることを目的として人工生体材料であるポリグリコール酸(PGA)シートで修復部を被覆している[12)]．今回，

Key words：　腱板広範囲断裂(massive rotator cuff tear)　　筋前進術(muscle advancement)
　　　　　　　　肩甲上神経(suprascapular nerve)　　人工生体材料(artificial biomaterial)
　　　　　　　　補強(augmentation)

[*1] Yokoya Shin，〒734-8551 広島市南区霞1-2-3　広島大学病院整形外科，診療講師
[*2] Adachi Nobuo，同，教授

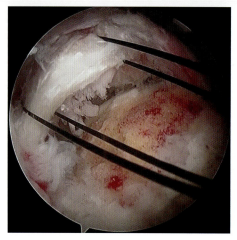

図 1.
腱板にかけたナイロン糸を 30 N の力で牽引し footprint が全被覆できない場合に筋前進術を行う．Footprint は骨髄由来の間葉系幹細胞が導入できるようにしっかり decortication する．

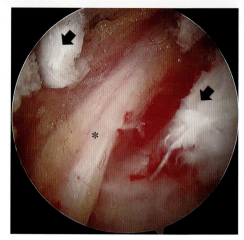

図 2.
鏡視下肩甲上神経剥離術を追加する．
＊：肩甲上神経，矢印：剥離した上肩甲横靱帯

本術式の手術方法の詳細を解説するとともに，その結果を報告する．

麻 酔

麻酔は全身麻酔で行っており，超音波ガイド下に斜角筋間にチューブを留置し，術後疼痛管理のための patient controlled anesthesia（PCA）を併用している．麻酔後に examination under anesthesia（EUA）にて関節可動域を check し，拘縮の有無を確認する．

手術はビーチチェアポジションで行うが，筋前進術の際に肩甲棘内側が十分に露出できるように患者の位置をコントロールする．

実際の手術手技

関節鏡を肩甲上腕関節内に挿入し，まず肩甲下筋腱や上腕二頭筋長頭腱（LHB），関節唇，骨頭や関節窩軟骨の状態を確認する．拘縮を合併している場合には全周性の関節授動術を追加する．我々は肩甲下筋断裂に対して Lafosse らの分類[13]により治療法を決定しており，上部 1/3 以上の完全断裂である grade 2 以上を修復術の適応としている．また LHB 病変に関しては不全損傷や脱臼を認める場合には除痛目的に積極的に tenodesis もしくは tenotomy を行うようにしている．

肩甲上腕関節内の評価後に関節鏡を肩峰下滑液包内に挿入し，radio frequency device を用いて滑膜を必要最低限度切除する．肩峰下除圧はシェーバーで骨棘を切除するにとどめ，烏口肩峰靱帯の切離は可及的に行わない．肩甲下筋断裂を認めた場合，まず棘上筋や棘下筋修復に先立って suture bridge technique にて修復する[3]が，棘上筋との連続性，いわゆる comma sign は温存させる．

次に腱板断裂断端の滑走を評価する．腱板断端の表層および下層をしっかり剥離した後，断裂幅に応じて腱板断端に suture hook などで通常 2,3 本の 1-0 ナイロン糸を通し，これを前外側 portal より tension meter を用いて 30 N の牽引力をかけ（図 1），断端で footprint を全被覆することができない場合に筋前進術を考慮する．

1．鏡視下肩甲上神経剥離術

筋前進術の前に上肩甲横靱帯を剥離する．外側鏡視から烏口突起を同定し，ここから骨に沿って内側に進入すると肩甲切痕部にたどり着く．このとき松本らの報告した SN portal より switching rod などで棘上筋を後方に避けておくと切痕が同定しやすい[14]．上肩甲横靱帯は鈍的に剥離が可能

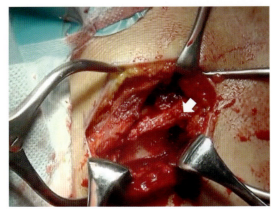

図 3.
棘上筋と棘下筋をそれぞれ棘上窩，棘下窩から挙上させる．この際に内側の菱形筋膜との連続性は絶つ．
矢印：肩甲棘

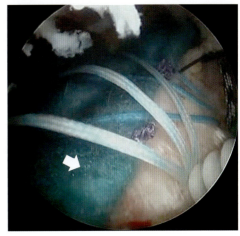

図 4.
腱板修復部を PGA シートで補強し，その上から suture bridge で押さえ込む．
矢印：PGA シート

である(図2)が，稀に骨化していることもあるので術前にCTなどで確認しておく必要がある．

2．筋前進術

上肢を前方に牽引し肩甲骨を十分protractさせる．肩甲棘最内側より約2 cm外側から約4 cmの横皮切を作成する．肩甲棘に付着する僧帽筋を鋭的にcutすると棘上筋と棘下筋の起始部が確認できる．骨膜剥離子やツッペルガーゼなどで鈍的に筋を肩甲骨から挙上させるが，Debeyre-Patte変法[9]とは異なり棘上筋棘下筋と菱形筋との筋膜の連続性は特に保たない．外側には棘窩切痕部を走行する肩甲上神経を触れることができるので，神経を傷つけないように注意深く愛護的に筋を挙上させる(図3)．筋前進術により平均で約1 cm前後外側に引き出すことが可能となる．

3．腱板修復

腱板は我々が以前報告したdouble pulley technique で修復する[1]．内側には2～3個のテープ付き吸収性アンカーを用いることが多い．2個の場合はpulleyを1個，3個の場合は3個作成している．この方法の利点は腱板とfootprintとの間の接触面積や接触圧を medial knot tying のないものよりも増加させ，かつtyingした場合ほどの過度の応力集中を防ぐことができ，内側列での再断裂を予防することに有利であると考えている．

4．PGA シートによる補強

外側portalにカニューラを装着し内側列からのテープをすべて回収する．適切な大きさに調整した0.5 mm PGAシート(NEOVEIL, Gunze Japan，東京)を二重折とし，これに内側列からのテープを通して体内に導入する．Retrieverなどを用いて腱板表層に広げた後，その表層にテープを橋渡しさせ外側アンカーを用いて固定する(図4)．なお，footprintは骨髄由来間葉系幹細胞[15]が修復部に導入できるように海綿骨が現れるまで十分 decortication する(図1)．

後療法

術後は約30°の外転装具固定とし，術後1週から他動可動域訓練，4週から自動介助訓練，6週から自動訓練を許可する．装具は6週で除去して等尺性筋力訓練を開始し，術後3か月以降で等張性筋力増強訓練へと展開していく．

対象と方法

2012年以降腱板広範囲断裂に対して筋前進術およびPGA補強術を行い，術後1年以上経過した45例を対象とした．腱板広範囲断裂の診断は

表 1. 術前の患者の人口統計学的データ

性 別	男性 25 肩，女性 20 肩	
患 側	右肩 34 肩，左肩 11 肩	
肩甲下筋の状態（Lafosse 分類）	Type 0	8 肩
	Type 1	14 肩
	Type 2	13 肩
	Type 3	9 肩
	Type 4	1 肩
LHB の状態（改変 Lafosse 分類）	Grade 1	9 肩
	Grade 2	6 肩
	Grade 3	11 肩
	Grade 4	10 肩
	Grade 5	9 肩
棘上筋の引き込み（Boileau 分類）	Stage 3	21 肩
	Stage 4	24 肩
棘下筋の引き込み（Boileau 分類）	Stage 0	6 肩
	Stage 3	24 肩
	Stage 4	15 肩

Gerber らの報告に基づき少なくとも2腱以上の断裂を含むものとした．除外基準として，(1) Reverse Shoulder Arthroplasty（RSA）の適応となる70歳以上でかつ100°以上の挙上ができないいわゆる偽性麻痺を呈している腱板広範囲断裂，(2) 変形性肩関節症や関節リウマチで肩甲上腕関節に関節症性変化を認める症例，(3) 頚椎由来などの明らかな神経障害を有する症例とした．人口統計学的データのまとめを表1に示す．男性25肩，女性20肩で平均年齢68.5±8.2歳であった．棘上筋および棘下筋断裂以外に Lafosse 分類 type 2～4の肩甲下筋損傷[16]を認めた23肩に対してそれぞれ修復を行い，LHB にも改変 Lafosse 分類 grade 2～4の損傷[10]を認めた27肩に対して tenotomy もしくは tenodesis を行った（tenotomy：20肩，tenodesis：7肩）．棘上筋腱の引き込みは Boileau 分類 stage 3 が21肩，stage 4 が24肩で，棘下筋の引き込みが stage 0 が6肩，stage 3 が24肩，stage 4 が15肩であった．術前に100°以上の挙上が不能な偽性麻痺症例は15例に認めていた．0°以上の自動外旋ができない external rotation（ER）lag sign が陽性の症例は5例に認め，MRI の斜位矢状断での小円筋萎縮を5例に認めた．偽性麻痺と ER lag sign の両方認めるものは4例で，ER lag sign と小円筋萎縮の両方を認めるものは1例存在

した．

評価には術前および術後1年時の前方挙上，外旋および内旋可動域，外転，外旋および内旋等尺性筋力，日本整形外科学会認定肩関節疾患治療成績判定基準（JOA スコア）を用いた臨床評価を行った．

1．MRI

術前の棘上筋と棘下筋の脂肪変性を Goutallier 分類にて評価し，術後3か月と最終 follow 時で比較した．さらに術後2年で撮影した MRI を用いて cuff integrity の評価を行い，Sugaya 分類 type 4 および 5 を再断裂[4]として再断裂率を算出した．

2．針筋電図

棘上筋，棘下筋，三角筋，上腕二頭筋に対して術前および術後半年以上経過時で針筋電図による神経評価を26例に行った．安静時自発電位（positive sharp wave, fibrillation potential）の出現や随意収縮時の異常波（弱収縮時の多相波 giant spike 出現，強収縮時の干渉波の減少）がみられるときに異常とした．なお，三角筋ないし上腕二頭筋に異常を認めたものは頚椎疾患の疑いあるため本研究から除外した．

結　果

術前後における可動域，等尺性筋力のデータを

表 2. 術前後の肩関節可動域および等尺性筋力

	術 前	術 後	p 値
可動域			
前方挙上(°)	112±43.5	139±27.0	<.001
外旋(°)	40.2±28.1	43.4±19.8	0.30
内旋	Th11.5±3.0	Th11.7±2.2	0.65
等尺性筋力(N)			
外転	26.6±17.5	42.0±20.3	<.001
外旋	33.0±21.9	50.3±25.1	<.001
内旋	77.7±43.4	101.1±44.6	<.001
JOA スコア(点)	63.8±12.5	85.4±11.9	<.001

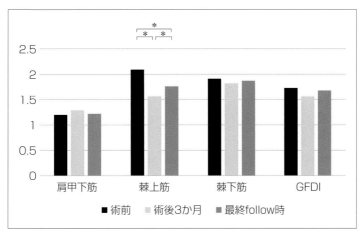

図 5. 各腱板構成筋の Goutallier 分類における脂肪変性および
global fatty degeneration index(GFDI)の術前後での推移
＊：p<.05

　表2に示す．可動域では前方挙上角度は術後有意な改善を示したが，外旋角度および内旋は術後有意な改善は認めなかった．等尺性筋力は外転，外旋および内旋ともすべてにおいて術後有意に改善した．JOA スコアは術前 63.8±12.5 点が術後 85.4±11.9 点へと有意に改善した．

　MRI による術前および術後の肩甲下筋，棘上筋，棘下筋の Goutallier 分類およびすべての脂肪変性の平均である global fatty degeneration index(GFDI)の推移をグラフで図5に示す．棘上筋の脂肪変性は術前平均 2.1±1.1 が術後3か月で 1.6±0.5，最終 follow 時 1.8±0.7 と術前，術後3か月および最終 follow 時すべての間で有意差を認めた．一方，肩甲下筋および棘下筋の脂肪変性，GFDI は術前，術後3か月，最終 follow 時でそれぞれ肩甲下筋が 1.2±1.4，1.3±1.3，1.2±1.3，棘下筋が 1.9±1.2，1.8±0.9，1.9±1.0，GFDI が 1.7±0.9，1.6±0.6，1.6±0.7 で，3群間に有意差は認めなかった．

　最終 follow 時の MRI にて再断裂症例を45例中6例(type 4：1例，type 5：5例)に認め，再断裂率は 13.3%であった．この6例はすべて Boileau 分類で stage 4 の引き込みであった．術前偽性麻痺を呈していた15例中再断裂は1例のみであったが，ER lag sign が陽性であった5例中2例に再断裂を認め，小円筋萎縮を認めていた5例中1例に再断裂を認めた．偽性麻痺と ER lag sign の両方を認めた4例中再断裂は1例に，ER lag sign と小円筋萎縮の両方を認めた1例も再断裂していた．

　筋電図の結果を示す．26例中，14例では術前後で変化を認めなかった(11例で術前後両方正常，3例は術前後とも異常あり)が，8例は術前に認めていた神経障害が術後に改善を認めた(棘上筋棘下筋の両方とも改善が5例，棘上筋のみもしくは棘

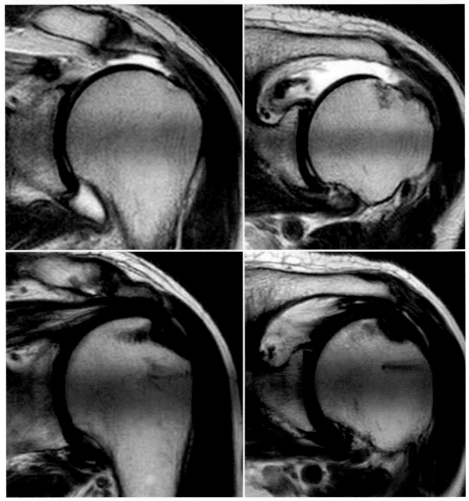

図6. 症例1：術前後の放射状MRI（T2強調画像）
a：術前の棘上筋の引き込み．Boileau分類stage 4
b：術前の棘下筋の引き込み．Boileau分類stage 4
c：術後2年での棘上筋cuff integrity．Sugaya分類type 1
d：術後2年での棘下筋cuff integrity．Sugaya分類type 1

a	b
c	d

下筋のみ改善が3例）．しかし4例で術後新たな神経障害が発生した（2例には棘上筋棘下筋両方に干渉波の減少が出現し，そのうち1例には安静時自発電位も出現．1例に棘上筋のみに巨大棘波が出現，1例に棘下筋のみに干渉波の減少が出現した）．この中で棘下筋に干渉波の減少を認めた1例のみに再断裂を認めたが，断裂した部位は棘上筋であった．この4例中安静時自発電位を認めた1例に肩甲帯周囲のピリピリとした知覚異常と筋力低下を認めた．

症例供覧

症例1：76歳，男性．左肩腱板広範囲断裂．術前筋電図では三角筋および上腕二頭筋には異常ないが棘上筋棘下筋の両方に随意収縮時の干渉波の減少を認めており，肩甲上神経障害と診断した．術前放射状MRIでは棘上筋の引き込みがBoileau分類stage 4であり（図6-a），肩甲棘下方の棘下筋にも関節窩レベルまで引き込まれた広範囲な断裂を認めた（図6-b）．さらに斜位矢状断による腱板構成筋の筋腹評価では，T1強調画像での脂肪変性はGoutallier分類で棘上筋がgrade 2，棘下筋が

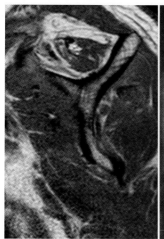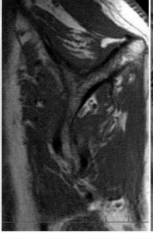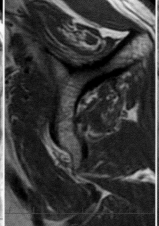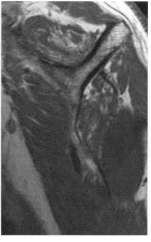

a|b|c|d

図 7. 症例1：術前後の斜位矢状断 MRI（T1 強調画像）
棘上筋は術前に筋萎縮および脂肪変性を認めていたが，術後3か月で見かけ上の筋萎縮は改善し，術後1年でも保たれている．棘下筋は術前後での筋萎縮は変化ないが脂肪変性はやや進行している．
 a：術前
 b：術後3か月
 c：術後半年
 d：術後2年

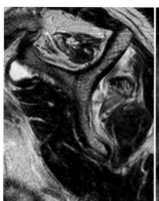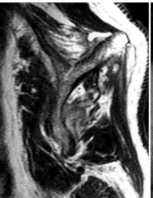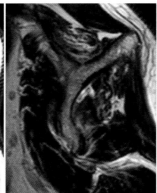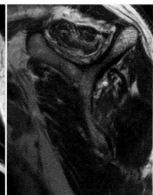

a|b|c|d

図 8. 症例1：術前後の斜位矢状断 MRI（T2 強調画像）
術前に認めた棘上筋および棘下筋の筋内の高信号領域は術後徐々に改善した．
 a：術前
 b：術後3か月
 c：術後半年
 d：術後2年

grade 1であったが，T2強調画像でみると棘上筋，棘下筋とも高信号領域を認め，T1強調画像と照らし合わせると神経障害を認めるための所見と考察した[17]（図7-a，8-a）．術後2年での放射状MRIでは棘上筋，棘下筋とも再断裂は認めずSugaya分類type 1と修復良好であった（図6-c，d）．術後の筋腹評価では3か月および6か月と経過するにつれて脂肪変性は若干進行しているようにみえる（図7-b，c）ものの筋萎縮や浮腫は徐々に改善し（図8-b，c），最終的に術後2年での脂肪変性では棘上筋がgrade 2に，棘下筋はgrade 2であったが筋浮腫は両筋とも改善した（図7-d，8-d）．最終follow up時の筋電図では術前に認めた両筋の干渉波の減少は認めなかった．

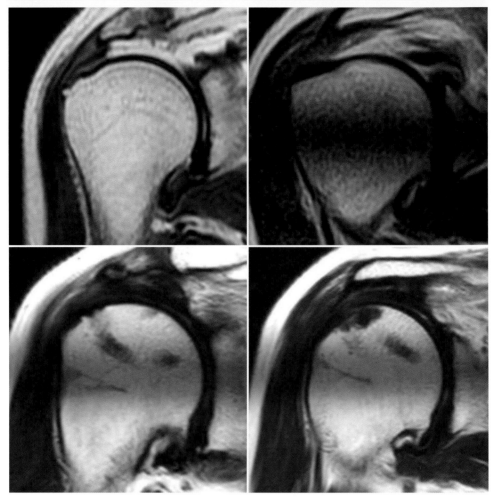

図 9. 症例 2：術前後の放射状 MRI（T2 強調画像）
a：術前の棘上筋の引き込み．Boileau 分類 stage 4
b：術前の棘下筋の引き込み．Boileau 分類 stage 3
c：術後 2 年での棘上筋 cuff integrity．Sugaya 分類 type 1
d：術後 2 年での棘下筋 cuff integrity．Sugaya 分類 type 1

|a|b|
|c|d|

症例 2：65 歳，女性．右肩腱板広範囲断裂．術前筋電図ではすべての筋において異常なし．術前放射状 MRI では棘上筋の引き込みが Boileau 分類 stage 4 であり（図 9-a），棘下筋も断端は関節窩レベルに近い大きな断裂であった（図 9-b）．斜位矢状断 T1 および T2 強調画像による脂肪変性の評価では棘上筋および棘下筋とも grade 2 と判断した（図 10-a, 11-a）．術後 2 年での放射状 MRI では棘上筋，棘下筋とも再断裂は認めていなかった（図 9-c, d）が，T1 および T2 強調矢状断では筋萎縮は改善しているものの脂肪変性は両筋とも grade 4 へと進行していた（図 10-b～d，図 11-b～d）．術後 2 年で行った針筋電図では両筋に安静時自発電位が発生しており，術後に肩甲上神経障害が発生したと考えた．自覚症状としては肩甲骨上部にピリピリとした違和感があるが，肩関節痛の訴えはない．可動域制限はないが，筋力は外転が 31 N（健側 66 N），外旋が 35 N（健側 62 N）と再断裂がないにも関わらず健側と比較して明らかに低下していた．

考 察

我々の行っている本術式の再断裂率は腱板広範囲断裂の症例のみに限定しているにも関わらず

	a	
b	c	d

図 10.
症例2：術前後の斜位矢状断 MRI（T1 強調画像）
棘上筋および棘下筋とも術前脂肪変性は grade 2 であったが，術後徐々に進行し術後2年では両方とも grade 4 に増悪した．
　a：術前
　b：術後3か月
　c：術後半年
　d：術後2年

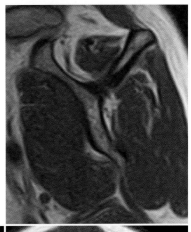

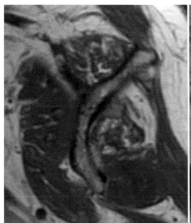 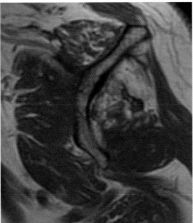 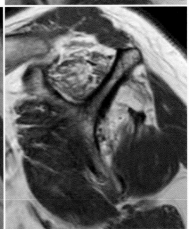

	a	
b	c	d

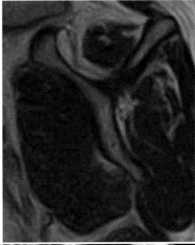

図 11.
症例2：術前後の斜位矢状断 MRI（T2 強調画像）
棘上筋の見かけ上の筋萎縮は改善しているが，高信号域は増悪しており T1 強調画像の所見からは脂肪変性が増悪していると思われた．
　a：術前
　b：術後3か月
　c：術後半年
　d：術後2年

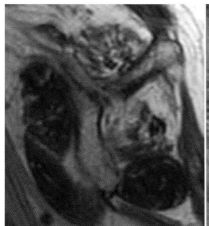 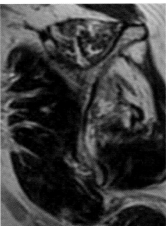 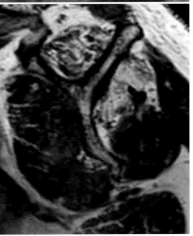

13.3％と諸家の報告と比較しても低い[1)4)5)18)19)]．RSA が適応となるような重篤な広範囲断裂には行っていないということもあるが，そういった症例に対しては RSA を施行すれば良いので，RSA の適応外である70歳以下の腱板広範囲断裂や，高齢者でも自動挙上可能な腱板広範囲断裂に対してこれだけ良好な成績が得られていることは，非常に意義深いと考える．

一般的に一次修復不能な腱板広範囲断裂の術後外旋筋力は回復しにくいという報告が多い[18)19)]が，我々の術後経過では外転および内旋筋力のみならず外旋筋力も回復した．これは大腿筋膜パッチとは異なり生きた腱板組織で大結節との連続性を回復させることができるためと考える．しかし ER lag sign が陽性であった5例中2例に再断裂を認め，小円筋萎縮を認めていた5例中1例に再断裂を認めた．さらに偽性麻痺と ER lag sign の両方を認めた4例中1例に，ER lag sign と小円筋萎縮を両方認めていた例も再断裂をしていた．再断裂をした症例数自体が少ないので統計学的検討まではしていないが，ER lag sign や小円筋萎縮は本術式をもってしても再断裂してしまうリスクファクターである可能性がある．

今回全例ではないが45例中26例に対して術前と術後に筋電図を施行できた．結果14例は術前と術後で変化がなかったが，8例に改善を認めた．これにより腱板広範囲断裂には肩甲上神経障害が合併しやすく，また修復により改善が期待できると考えられた．一方で4例のみに棘上筋と棘下筋の両方，もしくはどちらかに神経障害を認めた．3例は干渉波の減少を認める程度であるが，1例には安静時自発電位を認めた．その症例において肩甲骨周囲での異常知覚の訴えがあり，また筋力も健側と比較して低下していた．神経障害を新たに起こした筋と再断裂との明らかな関連性は認めないが，Warner らの報告[7)]もあり，今後も調査を続けていく必要がある．

我々の術式により Goutallier らの報告した脂肪変性は棘上筋において術後有意に改善した．これは棘上筋の外側への前進により，術前より内側にあった筋腹が外側に出てきたためと考察できる．しかし棘下筋では有意な改善を認めなかった．棘下筋の脂肪変性が高度であると臨床成績低下や再断裂増加のリスクが高まるという関係があるのかもしれない[19)]．また T2 強調画像での棘上筋や棘下筋筋腹内の高信号域は神経障害を表す[17)]と考えられ，筋電図同様術前後で比較することにより肩甲上神経障害の改善の指標に有用である可能性が考えられた．

文 献

1) 横矢　晋ほか：Suture bridge technique を用いた鏡視下腱板修復術の術後成績．中部日本整災誌，**55**：773-774，2012．

2) 横矢　晋ほか：鏡視下腱板断裂修復術後の cuff integrity の評価―放射状 MRI を用いて―．肩関節，**38**：511-515，2014．

3) 横矢　晋ほか：肩甲下筋腱修復術を併用した鏡視下腱板修復術の術後臨床成績．JOSKAS，**41**：12-13，2016．

4) Sugaya, H., et al.：Repair integrity and functional outcome after arthroscopic double-row rotator cuff repair. A prospective outcome study. J Bone Joint Surg Am, **89**：953-960, 2007.

5) 中溝寛之：鏡視下腱板修復術後再断裂症例の検討．肩関節，**34**：475-478，2010．

6) Debeyre, J., et al.：Repair of ruptures of the rotator cuff of the shoulder. J Bone Joint Surg Br, **47**：36-42, 1965.

7) Warner, J. P., et al.：Anatomy and relationships of the suprascapular nerve：anatomical constraints to mobilization of the supraspinatus and infraspinatus muscles in the management of massive rotator-cuff tears. J Bone Joint Surg Am, **74**：36-45, 1992.

8) 黒川正夫：肩関節疾患の手術療法　腱板断裂 Debeyre 変法．OSNOW，**15**：145-151，1994．

9) Morihara, T., et al.：Therapeutic outcomes of muscular advancement by an arthroscopic-assisted modified Debeyre-Patte procedure for irreparable large and massive rotator cuff tears. J Orthop Sci, **23**：495-503, 2018.

10) Yokoya, S., et al.：Outcomes of arthroscopic

rotator cuff repair with muscle advancement for massive rotator cuff tears. J Shoulder Elbow Surg, in press.

11) Yokoya, S., et al.：Tendon-bone insertion repair and regeneration using polyglycolic acid sheet in the rabbit rotator cuff injury model. Am J Sports Med, **36**：1298-1309, 2008.

12) 横矢　晋ほか：【整形外科の手術手技―私はこうしている】上肢　肩関節　吸収性人工生体材料を補強に用いた鏡視下腱板修復術. 別冊整形外科, **66**：35-38, 2014.

13) Lafosse, L., et al.：Arthroscopic release of suprascapular nerve entrapment at the suprascapular notch：technique and preliminary results. Arthroscopy, **23**：34-42, 2007.

14) 松本　大ほか：新しい肩甲上神経ブロックの開発―屍体肩を用いた検討―. 肩関節, **31**：425-428, 2007.

15) Yokoya, S., et al.：Rotator cuff regeneration using a bioabsorbable material with bone marrow-derived mesenchymal stem cells in a rabbit model. Am J Sports Med, **40**：1259-1268, 2012.

16) Lafosse, L., et al.：Arthroscopic repair of subscapularis tear：surgical technique and results. Orthop Traumatol Surg Res, **96**：S99-S108, 2010.

17) Uetani, M., et al.：Denervated skeletal muscle：MR imaging. Work in progress. Radiology, **189**：411-414, 1993.

18) 武居　功ほか：腱板広範囲断裂に対する大腿筋膜パッチ法術後肩筋力評価と術後成績. 肩関節, **31**：349-351, 2007.

19) 甘利留衣ほか：修復不能な腱板断裂に対するパッチ法の適応と限界. 中部日本整災誌, **58**：607-608, 2015.

好評増刷

カラーアトラス 爪の診療実践ガイド

●編集　安木　良博（昭和大学/東京都立大塚病院）
　　　　田村　敦志（伊勢崎市民病院）

目で見る本で
臨床診断力がアップ！

爪の基本から日常の診療に役立つ処置のテクニック、写真記録の撮り方まで、皮膚科、整形外科、形成外科のエキスパートが豊富な図写真とともに詳述！
必読、必見の一書です！

2016年10月発売　オールカラー
定価（本体価格 7,200円＋税）　B5判　202頁

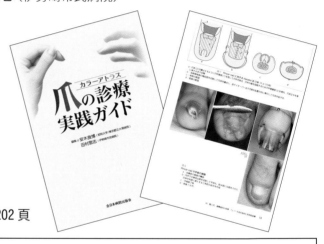

目　次

Ⅰ章　押さえておきたい爪の基本
〈解　剖〉
1. 爪部の局所解剖

〈十爪十色―特徴を知る―〉
2. 小児の爪の正常と異常
　―成人と比較して診療上知っておくべき諸注意―
3. 中高年の爪に診られる変化
　―履物の影響、生活習慣に関与する変化、ひろく爪と靴の問題を含めて―
4. 手指と足趾の爪の機能的差異と対処の実際
5. 爪の変色と疾患
　―爪部母斑と爪部メラノーマとの鑑別も含めて―

〈必要な検査・撮るべき画像〉
6. 爪部疾患の画像検査
　―X線、CT、エコー、MRI、ダーモスコピー―
7. 爪疾患の写真記録について―解説と注意点―

Ⅱ章　診療の実際―処置のコツとテクニック―
8. 爪疾患の外用療法
9. 爪真菌症の治療
10. 爪部外傷の対処および手術による再建
11. 爪の切り方を含めたネイル・ケアの実際
12. 腎透析と爪
13. 爪甲剥離症と爪甲層状分裂症などの後天性爪甲異常の病態と対応

〈陥入爪の治療方針に関するdebate〉
14. 症例により外科的操作が必要と考える立場から
15. 陥入爪の保存的治療：いかなる場合も保存的治療法のみで、外科的処置は不適と考える立場から

16. 陥入爪、過彎曲爪の治療：フェノール法を含めた外科的治療
17. 爪部の手術療法
18. 爪囲のウイルス感染症
19. 爪囲、爪部の細菌感染症
20. 爪甲肥厚、爪甲鉤彎症の病態と対処

Ⅲ章　診療に役立つ＋αの知識
21. 悪性腫瘍を含めて爪部腫瘍の対処の実際
　―どういう所見があれば、腫瘍性疾患を考慮するか―

コラム
A. 本邦と欧米諸国での生活習慣の差異が爪に及ぼす影響
B. 爪疾患はどの臨床科に受診すればよいか？
C. ニッパー型爪切りに関する話題

　全日本病院出版会
〒113-0033　東京都文京区本郷 3-16-4　Tel:03-5689-5989
http://www.zenniti.com　Fax:03-5689-8030

特集：腱板広範囲断裂に対する肩関節温存手術

鏡視下肩上方関節包再建術（ASCR）
―我々の術式―

高橋憲正[*]

Abstract：我々は2002年より一次修復困難な腱板広範囲断裂に対しテフロンを用いた鏡視下パッチを行ってきた．2009年より大腿筋膜を用い，鏡視下パッチブリッジへと術式を変更した．2014年にリバース型人工肩関節の導入後，その適応外である若年者や高齢者でも活動性が高く挙上が可能で，疼痛が主体の広範囲断裂に対して鏡視下上方関節包再建を行っている．当院ではビーチチェアー位で肩と反対側の筋膜を採取し採型し，糸の装着は関節外で行っている．すべて骨伝導性の吸収性アンカーを用いているため，特に関節窩のアンカー挿入には注意を要する．症例により肩峰の形態が異なるため，至適な角度をとれるポータルから挿入している．必要に応じて肩甲下筋腱および後方腱板の部分修復を行い，生じた欠損部に大腿筋膜を移植する．上腕二頭筋長頭腱は全例処置している．術後は4～6週の装具固定を行い，6～12週はADL獲得のための機能訓練，12週以降はIADL（手段的日常生活動作）獲得のトレーニングを行っている．

(J MIOS. No. 91：41-47, 2019.)

はじめに

我々は2002年より一次修復困難な腱板広範囲断裂に対しテフロンを用いた鏡視下パッチを行ってきた[1]．短期的には良好な成績であったが，テフロンでは生物学的な治癒が得られないことから2009年より大腿筋膜を用い，鏡視下パッチブリッジへと術式を変更した．その結果，術後の除痛効果は得られていたが約半数で再断裂を認めた．2014年より本邦でもリバース型人工肩関節（RSA）が導入され，偽性麻痺を伴う腱板広範囲断裂や腱板断裂性肩関節症に対して適応としている．一方で若年者や高齢者でも活動性が高く挙上が可能で，疼痛が主体の広範囲断裂もRSAの適応ではない．我々はこれらの症例に対して2014年より三幡らが考案した鏡視下上方関節包再建（ASCR）[2]を行っている．開始当初は同側の筋膜を採取し採型，その後鏡視下手術を行っていた．2018年より手術時間を短縮するために，反対側から筋膜を採取し，執刀から鏡視下手術を同時に開始している．現在我々が行っている術式について紹介する．

手技の実際

1．体 位

ビーチチェアー位で手術肩と反対側の大腿より

Key words： 鏡視下肩上方関節包再建術（arthroscopic superior capsular reconstruction：ASCR）
ビーチチェアー位（beach chair position） 腱板広範囲断裂（massive rotator cuff tear）

* Takahashi Norimasa，〒274-0822 千葉県船橋市飯山満町1-833 船橋整形外科病院スポーツ医学・関節センター肩関節・肘関節部門，部長

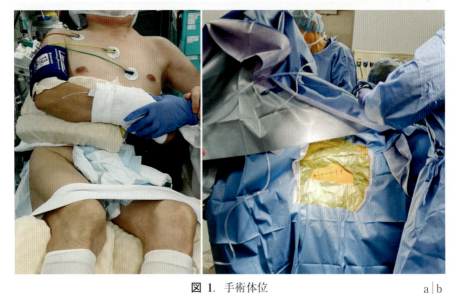

図1．手術体位　　　　　　　　　　　　　　　　　a|b
　a：患側と反対の殿部下にクッションを入れる．
　b：採取部にイソジンドレープを貼る．

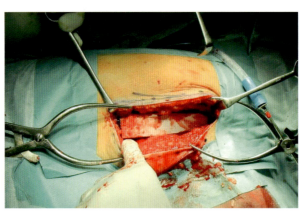

図2．筋膜採取

筋膜を採取する(図1)．採取法は三幡らの方法に準じて，大転子から近位4cm程度，遠位8cm程度皮膚切開する．皮下を剥離し筋膜に達した後上下方向に剥離を進め筋膜を剖出する．あらかじめ3×12cmの長方形に切った厚紙(手術用ガウンのものを利用)をあて，それをもとに筋膜を切離する(図2)．切離に際し，筋間中隔を大腿骨側で切離する．Graftの長径は男性は12cm，小柄な女性は11cmで筋膜を採取している．横径は3cmが基本で後方腱板の欠損の大きさにより3～4cmで採取している．

　2．筋膜の採型

採取した筋膜から脂肪組織や筋組織を除去して二重折りにする．厚さができるだけ均一になるよう，薄い部分には筋間中隔を切離して補強する．四隅を2号エチボンド糸で縫合し，周囲を透明な3-0 PDS糸で比較的密に縫合している．折り返した中央部を大結節側，重なった両端を関節窩側としている．Graftを誘導する際に牽引するために，関節窩側の角にはエチボンド糸を留置しておく．またgraft中央部には2～3本の2号エチボンド糸で全層性に縫合を加えて補強している．大結節側の補強糸は長いまま留置し，graft縫合の際にdog ear防止のために使っている(図3)．移植腱の採型と同時に大腿部を閉創する(図4)．特に筋間中隔周囲は血管の穿通枝があるため十分に止血がなされていることを確認する．鏡視とgraft採型，閉創が同時に進められるように3人で手術を行って

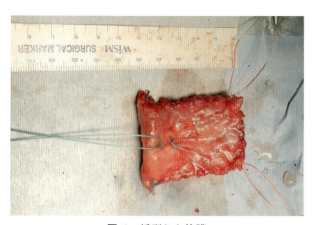

図 3. 採型した筋膜
近位側にリーディングスーチャー，遠位に dog ear 予防の糸を装着する．

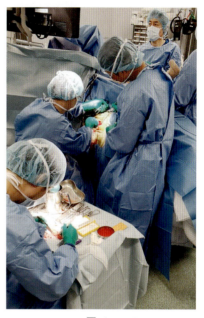

図 4.
鏡視，閉創，筋膜採型を同時に進行する．

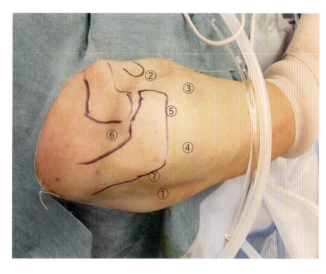

図 5.
使用するポータル
　①：後方ポータル
　②：前方ポータル
　③：前外側ポータル
　④：後外側ポータル
　⑤：アンカーポータル
　⑥：Neviaser ポータル
　⑦：後上方ポータル

いる．

3．鏡視下手術
1）肩峰下除圧など

　我々は腱板の手術に際し，後外側ポータル ④（図5：以下，①〜⑦同）から鏡視しそれ以外のポータルをワーキングポータルとしている（図5）．鏡視下手術では，SCR に先立ち必要な処置を行っておく．全例骨棘切除を基本とした肩峰形成を施行している．腱板断裂症例において，特に大断裂症例では上腕二頭筋長頭腱は有意な肥大を生じているため[3]，全例何らかの処置を行っている．治療の概略は，高齢者は腱切離，中年男性はインターフェレンススクリューを用いた腱固定を行っている[4]．肩甲下筋腱修復が必要な症例では，スーチャーブリッジ法であらかじめ修復する[5]．後方腱板にしっかりとした腱組織があり，無理なく inferior facet に修復できる症例では，後方に内側列用のスーチャーアンカーを挿入し，後方腱板に糸を装着しておく．

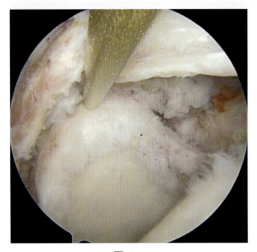

図 6.
右肩 0 時にアンカーポータル ⑤ から関節窩アンカーを挿入する.

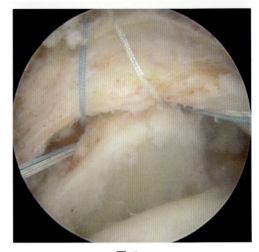

図 7.
それぞれのアンカーから異なる色の糸を Neviaser ポータル ⑥ へ留置する.

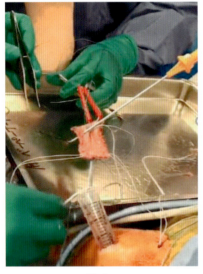

図 8.
大結節に挿入されたアンカーからのテープと糸を装着する.

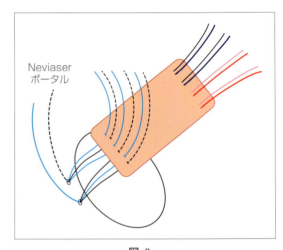

図 9.
大結節からのテープと糸を 4 組等間隔で遠位側に装着. 関節窩の糸は 6 本装着する.

2) 関節窩の処置〜アンカー挿入

上腕二頭筋長頭腱を切離した後, 関節窩上方部を新鮮化する. 次いで関節窩のアンカーを挿入する (図 6). 関節窩へは径 4.5 mm で腱板修復用の骨伝導性アンカーを用いている. 右肩ではおおむね 0 時と 2 時に高強度糸が 2 本装着されたアンカーをそれぞれ挿入している. 0 時のアンカーは前方ポータル ②, アンカーポータル ⑤, あるいは Neviaser ポータル ⑥ から最も刺入しやすいポータルを選択する. 2 時の関節窩アンカー挿入は,

後上方ポータル ⑦ または Neviaser ポータル ⑥ を用いている. Neviaser ポータル ⑥ から挿入する際は挿入角度が関節窩面に対し平行となるように留意する. 吸収性アンカーを用いる際は, 関節窩へのアンカーの挿入が第一のポイントとなる. 先端が鈍であるため角度が不十分な場合は, 骨表面で滑りやすい. 筆者は助手に関節鏡を把持してもらい, 左手でオウルのシャフトを把持し, 右手でハンマーを使い刺入する. アンカー挿入においても自ら両手を用いて行っている. また男性や若

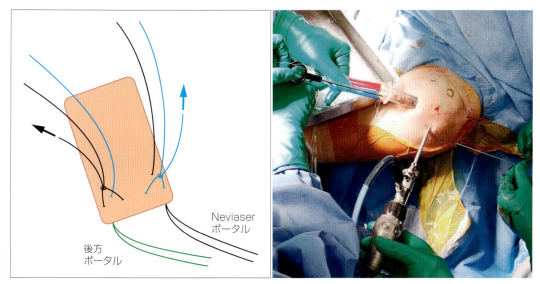

図 10. 移植筋膜の関節内への挿入
a：前方のリーディングスーチャーは Neviaser ポータル ⑥ へ，後方のリーディングスーチャーは後方ポータル ① へ留置
b：筋膜の導入（左肩）．助手がリーディングスーチャーを牽引し，術者がノットプッシャーを押し進める．

年者では，関節窩の骨密度が高くスクリューインの際にアンカーの折損が生じることがある．オウルを刺入する際に骨の硬さを感じた場合は，必ずタップを用いている．アンカー挿入後は，Neviaser ポータル ⑥ に前後それぞれのアンカーから異なる糸を留置する．0 時のアンカーの残りの糸は前方ポータルへ ②，2 時のアンカーの残りの糸は後方ポータル ① へ留置する（図7）．

大結節へは骨伝導性でテープを装着した腱板修復用アンカーを好んで用いている．大結節に等間隔となるようにアンカーポータル ⑤ より 2 本挿入する．

3）関節外で糸の装着

前外側ポータル ③ を示指が入るくらい拡大し，縦割した 20 cc の注射筒を挿入する．まず初めに，大結節部アンカーからのテープと糸を関節外へ出し，硬膜外針またはスーチャーパッサーなどを用いて採型した筋膜へ装着する（図8）．テープ 1 本，高強度糸 1 本を一組として 4 組等間隔で装着する（図9）．次いで前方ポータル ② へ留置してある関節窩 0 時のアンカーからの 3 本の糸を注射筒へ移し，筋膜の近位側に装着する．近位側では rip-stop 縫合を行っているので，2 本はマットレスでその中央部に残りの糸を装着する．後方ポータル ① へ留置した 2 時のアンカーからの糸も同様に装着する（図9）．糸の装着の際は，糸ができるだけ皮膚に触れないように腋窩や前腕部にイソジンドレープを貼っている．またメイヨー台のトレイを肩の前に置き，関節外での縫合作業を行う．

4）筋膜を関節内へ導入

筋膜の角に装着したリーディングスーチャーを，Neviaser ポータル ⑥ と後方ポータル ① へ移し，助手に牽引してもらう．同時に関節窩側のマットレスに装着した縫合糸を辺縁側をポストにしてスライディングノットを作成し，ノットプッシャーを 2 本用いて平行に関節内へ進めていく（図10）．筋膜が関節内へ進むにつれて，筋膜に装着されたテープが弛むので 3〜4 cm 進むごとにテープ群を引き，弛みを取っておく．筋膜遠位に装着された 4 組のテープ群は糸の混乱を軽減するために滅菌されたストローを通している．筋膜がカニューラを通過して関節内へ誘導されたら，カニューラを抜去して関節窩へ押しあたるまでノットプッシャーを進めていく．

5）縫合とブリッジング

筋膜の近位側が完全に関節窩へ達したらロック

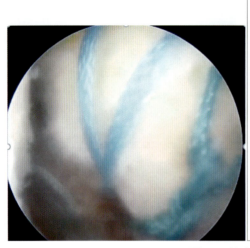 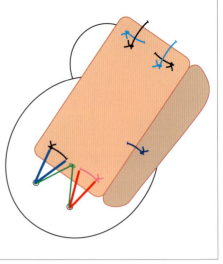

図 11. 筋膜の固定　　　　　　　　　　a | b
　　a：鏡視像
　　b：シェーマ

図 12. 術後のプロトコール
Instrumental Activity of Daily Life（IADL）：手段的日常生活動作

をし，ハーフヒッチを2回行う．その際，ポストの糸とペアの糸の間に他の糸が混入している可能性があるので，糸を取り直して結節を行う．マットレス縫合を結紮した後，交差する部位を縫合する．ポストは筋膜側にしている（図11）．

次いで遠位側のブリッジングを行う．ペアとなるテープと中央に装着してあるエチボンド糸を1本ブリッジする．ブリッジングアンカーは大結節部の最も前方（結節間溝の横）と中央よりやや後方に挿入している．内側列の2組のマットレス縫合を行い，移植筋膜と後方腱板に側々縫合を1～2本追加する（図11）．

4．後療法

当院では術後4日間の入院期間であり，入院中は術翌日より患部周囲のスパズムの除去を行う．肩は他動での可動域訓練をマイルドに行ってい

る．患部外の上肢(手，肘など)は積極的に自動お
よび他動で動かし，同時に装具着脱訓練と退院後
のエクササイズの指導を行っている．装具は4〜6
週間の固定とし，6〜12週はADL復帰のための機
能訓練を行い，12週以降はIADL(手段的日常生
活動作)獲得に向けたトレーニングを行っている
(図12).

文　献

1) 菅谷啓之ほか：一次修復不能な腱板広範囲断裂
   に対するテフロンフェルトを用いた鏡視下パッ
   チ法の中長期成績．肩関節，**34**：459-462，2010.
2) Mihata, T., et al.：Clinical results of
   arthroscopic superior capsule reconstruction
   for irreparable rotator cuff tears. Arthroscopy,
   29(3)：459-470, 2013. doi：10.1016/j.arthro.20
   12.10.022. Epub 2013 Jan 28.
3) Takahashi, N., et al.：Hypertrophy of the
   extra-articular tendon of the long head of
   biceps correlates with the location and size of
   a rotator cuff tear. Bone Joint J, **99-B**(6)：806-
   811, 2017.
4) 高橋憲正：上腕二頭筋腱の切離・固定術．菅谷
   啓之編．肩関節手術のすべて．98-105，メジカ
   ルビュー社，2018.
5) Shibayashi, K., et al.：Repair Integrity and
   Functional Outcomes After Arthroscopic
   Suture Bridge Subscapularis Tendon Repair.
   Arthroscopy, **34**：2541-2548, 2018. doi：10.
   1016/j.arthro.2018.03.045.〔Epub ahead of
   print〕

特集：腱板広範囲断裂に対する肩関節温存手術

人工腱を用いた上方関節包再建術

岡村健司[*1]　　榊　善成[*2]　　鈴森雄貴[*3]　　佐藤史子[*4]

吉水隆貴[*5]　　阿部真行[*6]　　山田雄一郎[*7]　　牧原武史[*8]

Abstract：一次修復不能な腱板広範囲断裂に対してテフロンパッチ（BARD 社製，2.9 mm 厚）を用いた上方関節包再建術は自家腱採取の必要がなく，サイズも自由に採型でき手術手技も平易で手術時間が短いという利点がある．欠点は人工腱であるので自家組織との生着は期待できないこと，感染の危険性が自家腱より高いこと，異物反応が起きる危険性があることである．術式は内側（関節窩上縁）と外側（大結節）にそれぞれスーチャーアンカーを 2 本挿入し，三重折したテフロンパッチを縫合糸でスーチャーブリッジする．三重折した約 9 mm 厚のテフロンパッチは肩峰下のスペーサーとして上腕骨の上方化を防止する．術後は約 4 週間の肩外転位固定を行う．術翌日より他動屈曲運動を開始し，1 か月で ADL 上の身のまわりの動作を許可する．2014 年 3 月〜2017 年 11 月までに本手術を行い 1 年以上経過観察した 37 例 38 肩の術後成績は良好で自動屈曲角度は，手術前 83.1±48.6°が手術後 126.9±39.6°に有意に改善した．本法は低侵襲で簡便な術式である．臨床成績も良好で一次修復不能な腱板広範囲断裂に対して有効である．

（J MIOS. No. 91：48-57, 2019.）

はじめに

　腱板断裂に対する関節鏡視下腱板縫合（ARCR）の術後臨床成績は安定している．しかし修復部に緊張の強い腱板修復を行うと再断裂の危険性が高くなり，臨床成績が劣ること[1,2]が知られており，一次修復不能な腱板大断裂，広範囲断裂に対する治療には難渋することが多く，様々な手術が試み

られている．鏡視下肩峰下除圧術，あるいは腱板部分修復術[3]は低侵襲で除痛効果が期待できるが肩の機能回復は望めない．棘上筋前進法[4]，腱移行術（広背筋移行術[5]，大胸筋移行術[6]）は肩の動的安定化を図り挙上機能を回復させることが期待できるが侵襲が大きい．腱板欠損部のパッチ法[7]は比較的侵襲は少ないが再断裂の危険性が高いという問題がある．近年一次修復不能な腱板広範囲

Key words：上方関節包再建術（superior capsular reconstruction）　　人工腱（artificial tendon）
　　　　　　テフロンパッチ（teflon patch）
　　　　　　一次修復不能腱板広範囲断裂（massive irreparable rotator cuff tear）　　鏡視下（arthroscopic）

[*1] Okamura Kenji，〒 004-0021 北海道札幌市厚別区青葉町 3-1-10　羊ヶ丘病院，院長
[*2] Sakaki Yoshinari，同病院リハビリテーション科
[*3] Suzumori Yuki，同
[*4] Sato Fumiko，同
[*5] Yoshimizu Takaki，〒 430-8558 静岡県浜松市中区住吉 2-12-12　聖隷浜松病院整形外科
[*6] Abe Masayuki，同，主任医長
[*7] Yamada Yuichiro，〒 379-2115 群馬県前橋市笂井町 54-1　善衆会病院整形外科
[*8] Makihara Takashi，〒 305-8575 茨城県つくば市天王台 1-1-1　筑波大学医学医療系整形外科

断裂に対してリバース型人工肩関節置換術（RSA）の良好な術後成績が報告[8]され普及してきている．しかしRSAはあくまで人工関節であり大きな侵襲を伴う．また人工関節であるため，ゆるみや感染症などの合併症の問題もある[9]．

一方，三幡らは自動挙上不能な腱板広範囲断裂に対して上方関節包を自家筋膜（大腿筋膜）で再建することで上腕骨頭の上方偏移を防止して安定化させる上方関節包再建術を考案しその良好な臨床成績を報告した[10][11]．RSAに比べて術後の肩周囲の筋力の回復に時間を要するが，鏡視下で行う比較的低侵襲な手術である．我々も一次修復不能な腱板広範囲断裂に対して鏡視下上方関節包再建術（ASCR）を行っており，変形性関節症に至っていない症例に対してRSAに代わる手術方法と考えている．近年Burkhartらは大腿筋膜の代わりにdermal allograftを用いて上方関節包を再建するという，より低侵襲な手術を考案し良好な臨床成績を報告している[12]．しかしdermal allograftは本邦では使用することはできない．我々は2013年から大腿筋膜の代わりにテフロンフェルトパッチ（以下，テフロンパッチ）を用いて上方関節包再建術を行ってきた．テフロンパッチは主に心臓外科の中隔欠損部閉鎖手術に使用されている生体内人工補填材料である．整形外科領域でも肩腱板断裂手術の腱板補填材料としても使われてきた[13]．この手術の利点は自家腱採取の必要がなく，サイズも自由に採型でき手術手技も平易で手術時間が短いことである．またテフロンパッチは術後の単純X線撮像で認識できるので再断裂や異物反応をいち早く確認できることも利点として挙げられる．また，テフロンパッチの引っ張り強度は明らかに大腿筋膜より強く，パッチそのものの再断裂が起きないことも利点である．欠点は人工腱であるので自家組織との生着は期待できないこと，感染の危険性が自家腱より高いこと，異物反応が起きる危険性があることである．

術　式

基本術式は三幡が考案した上方関節包再建術に準じて行う．ただし再建関節包に大腿筋膜の代わりに生体補填材料のテフロンパッチ（BARD社製，2.9 mm厚）を用いる．テフロンパッチの固定方法は，初期の段階ではテフロンパッチを内側は関節窩上方に，外側は大結節の外側面にそれぞれスーチャーアンカーを2本ずつ挿入して結節縫合していたが（図1-a），現在はテフロンパッチを三重折にして縫合糸でスーチャーブリッジして内外側とも結節縫合はしていない（図1-b）．

1．体位とポータル（図2）

側臥位で，肩を45°外転して上肢を4 kgで牽引して行う．使用したポータルは関節内鏡視に使用した後方ポータルと前方ポータル，肩峰下除圧に使用した後外側ポータルと前外側ポータル，さらにアンカー刺入に使用したneviaserポータルの5ポータルである．アンカーの刺入は通常，後上方のアンカーは後方ポータルから，前上方のアンカーはneviaserポータルから刺入する．

2．関節内処置

関節内鏡視で断裂腱板の範囲や大きさを確認し，付随している関節内病変の有無をチェックし処置を行う．上腕二頭筋長頭腱は完全断裂していれば断端のデブリドマンのみを行う．1/2以上の不全断裂や脱臼している場合は切除する．さらに関節内滑膜切除を可及的に行う．

3．肩峰下滑液包内処置

全例に肩峰下除圧（肩峰下滑液包切除，烏口肩峰靱帯切離，前肩峰骨棘切除）を行う．残存腱板の処置は，棘上筋は修復不能であるので断端のデブリドマンのみを行う．肩甲下筋腱，棘下筋は修復可能ならdouble rowまたはsingle rowでそれぞれ小結節，大結節に緊張が強くならないように腱板を前進して修復を行う．

4．パッチの固定方法

以前は術中に測定した関節窩上縁から大結節までの距離と腱板欠損部の前後径をもとにテフロン

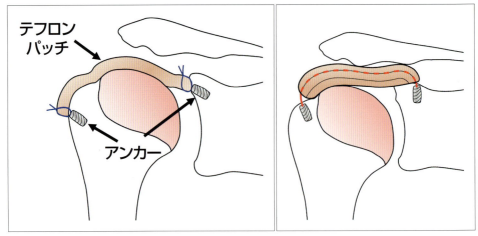

図 1. 術式　　　　　　　　　　　　　　　　　a|b
a：初期の方法．アンカーを用いてテフロンパッチを内外側で縫合固定する．
b：現在の方法．テフロンパッチを三重折して縫合糸でスーチャーブリッジする．

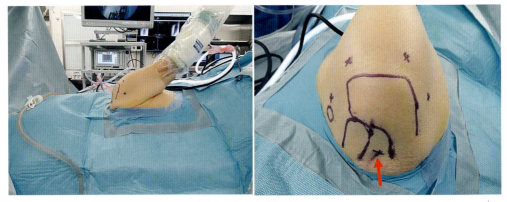

図 2. 体位とポータル　　　　　　　　　　　　a|b
a：体位．側臥位で上肢を 4 kg で牽引して行う．
b：ポータルの位置．前方，後方，前外側，後外側ポータルに neviaser ポータル
（矢印）を追加した 5 ポータル

パッチを適宜，裁断し使用していたが，手術時間短縮のため，現在はあらかじめ裁断し三重折にして滅菌したパッチを使用している．パッチの大きさは長さ 40，45，50 mm の 3 種類で幅は 35 mm に統一している．適宜，関節包欠損部の大きさに合わせて選んで使用している．テフロンパッチ固定用のアンカー（SwieveLock® 5.5 mm：Arthrex 社）は，内側は肩甲骨関節窩上方の 10 時と 1 時の位置で関節窩上縁に関節面より約 1 cm 内側にアンカーの先端が関節面に露出しないように内側に向かって刺入する．使用したアンカーの縫合糸の 1 本はストロングスーチャー（Fiber wire® 2 号：Arthrex 社），もう 1 本はテープ（Ultra-tape®：

Smith & Nephew 社製）を装着した．

テフロンパッチの固定方法は，初期の術式では内側は関節窩上縁，外側は上腕骨大結節にそれぞれシングルスーチャーして固定していた．最近では三重折したテフロンパッチの上層と中間層の間に縫合糸を通して大結節にアンカーで固定してスーチャーブリッジしている．この方法の利点は以下の 4 点である．(1) 内側，外側ともテフロンパッチを骨に縫合固定しないのでテフロンパッチが縫合糸をガイドに少しスライドでき縫合部の応力集中が起きない，(2) テフロンパッチを三重折にして約 9 mm の厚さとして肩峰下スペースに隙間がないように充填することで上腕骨の上方化を防

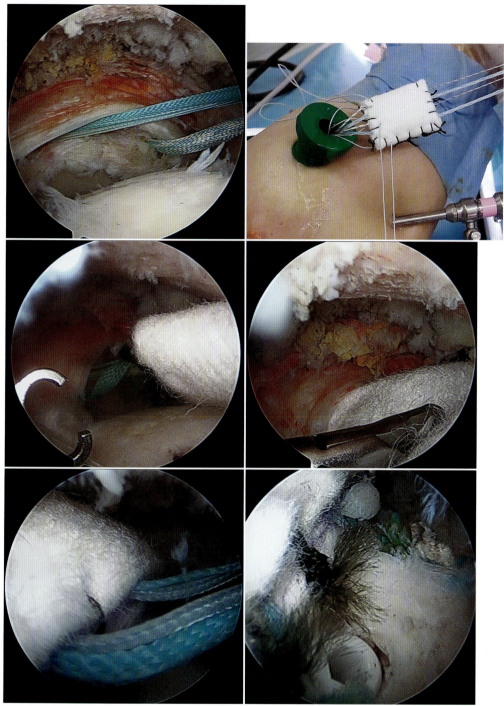

a	b
c	d
e	f

図 3. 実際の術式(右肩)

a：肩甲下筋腱～棘上筋～棘下筋の広範囲断裂で内側のアンカー刺入後
b：三重折テフロンパッチ
c：パッチ挿入後
d：パッチを広げて内側のアンカー部まで挿入する．
e：パッチ外側部
f：外側を大結節に固定してスーチャーブリッジする．

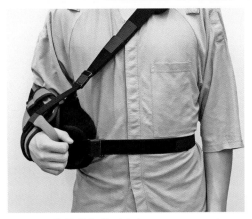

図 4. 術後外転位固定（グローバルスリング®：コスモス社）

止することができる，⑶縫合糸が肩峰下に露出しないので肩峰下でのインピンジによる縫合糸の断裂を防ぐことができる，⑷手技が簡単である．テフロンパッチを挿入するときは前外側ポータルの皮切を延長し約 2 cm として胸腔鏡用の径 15 mm のカニューラ（Thoracoport®：Medtronic 社）を使用している．残存腱板（もしくは修復腱板）とテフロンパッチは術後にひずみが生じないように原則縫合していない．テフロンパッチ固定後に肩を内外旋，内外転してテフロンパッチのひずみや，たわみのないことを確認し，皮膚縫合して手術を終了する．実際の手術手技を図 3 に示す．

後療法

後療法は通常の腱板断裂のプロトコールと同じである．すなわち術直後より肩外転装具（グローバルスリング®：コスモス社）で外転位固定を行う（図 4）．術翌日より理学療法士による臥位での他動屈曲運動を開始し，術後 7 日目から他動外旋運動を開始する．自動挙上運動訓練は装具の外転枕を除去する 3 週後から行う．術後 1 か月で装具を完全除去し，ADL 上の身のまわりの動作を許可し，術後 2 か月で軽作業を許可する．本手術はあくまで痛みなく日常生活を不便なく行うことを目的としたサルベージ手術なので，術後に症状を悪化させるリスクの高い重労働は許可しない．

臨床成績

1．対象

2014 年 3 月～2017 年 11 月までに当院で手術を行った腱板断裂患者は 2,173 例であり，そのうち一時修復不能な腱板断裂は 170 例，172 肩（8％）であった．172 肩のうち 128 肩は腱板部分修復術，3 肩はリバースショルダーを行った．ASCR を行った症例は 40 例 41 肩であった．40 例のうち頚椎疾患を合併していた 1 例，術後 6 か月で脳血管障害を起こした 1 例，術後に追跡不能であった 1 例の計 3 例は対象から除外し，37 例 38 肩（follow up 率 92％）を対象とした．男性 25 例，女性 12 例で，手術時平均年齢は 75（63～88）歳であった．術後の平均経過観察は 29（12～57）か月である．我々の一次修復不能な腱板広範囲断裂に対する ASCR の手術適応は原則，疼痛がない，または軽度で術前自動挙上角度が 90°未満のもの，あるいはブロックテストで疼痛を除去しても自動挙上が 90°以下のものである．術前自動挙上が 90°以上可能であるものは鏡視下腱板部分修復術を，OA の進行が強いもの（浜田の分類[14] Ⅳ-Ⅴ）は RSA を行っている．

2．評価方法

臨床評価を ASES スコア，自動運動角度（屈曲，外転，外旋），等尺性筋力（屈曲，外転，外旋），痛み（VAS：動作時痛，夜間痛）の 4 項目を術前術後で測定し比較検討した．統計学的分析は対応のある t 検定を実施した．有意水準は 5％とした．

3．結果

38 肩の術中の腱板の断裂形態は 3 腱断裂（肩甲下筋腱＋棘上筋腱＋棘下筋腱）が 11 肩，2 腱断裂（棘上筋腱＋棘下筋腱）が 27 肩であった．手術平均時間は 80（56～160）分であった．臨床成績では ASES スコアは，手術前 36.9±18.0 点が手術後 75.9±18.2 点に有意に改善した（図 5）．自動屈曲角度は，手術前 83.1±48.6°が手術後 126.9±39.6°に，自動外転角度が手術前 66.4±45.2°が手術後 113.1±40.2°に有意に改善したが，外旋角度

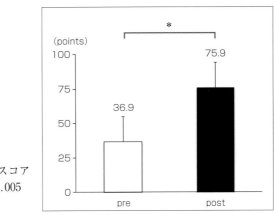

図 5.
ASES スコア
＊p＜0.005

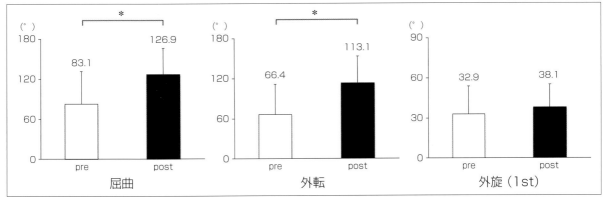

図 6. 自動可動域(屈曲, 外転, 外旋)
＊p＜0.005

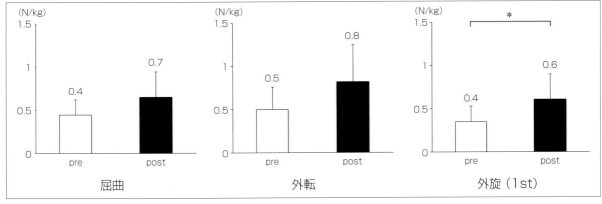

図 7. 筋力(屈曲, 外転, 外旋)
＊p＜0.005

図 8.
痛み(VAS)(動作時痛, 夜間痛)
＊p＜0.005

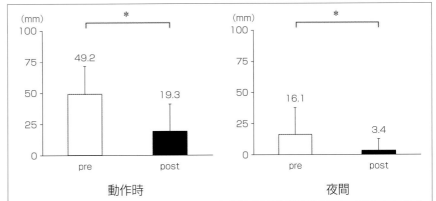

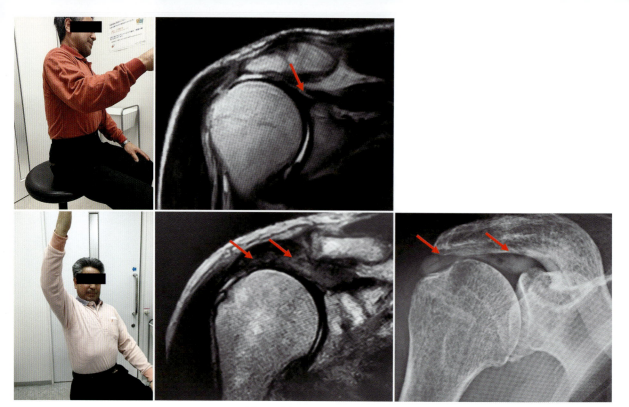

図 9. 症例1：63歳，男性．右肩
a：術前．自動挙上不能で偽性麻痺の状態
b：術前MRI（coronal view）．棘上筋の断端（矢印）は関節面まで引き込まれている．
c：術後2か月．自動挙上可能となった．
d：術後MRI．人工腱は肩峰下スペースに確認できる（矢印）．
e：術後X線．テフロンパッチが肩峰下に確認できる（矢印）．

a	b
c	d	e

は術前後で有意な差はなかった（図6）．筋力については外旋筋力が，手術前0.4±0.2 N/kgが手術後0.6±0.3 N/kgに有意に改善した．屈曲と外転筋力も術後に改善したが有意差は認めなかった（図7）．痛み（VAS）において運動時痛は手術前49.2±22.5 mmが手術後19.3±21.9 mmに，夜間痛は手術前16.1±21.7 mmが手術後3.4±9.2 mmに有意に改善した（図8）．

4．術後の合併症

テフロンパッチを内側，外側とも結節縫合していた初期の術式の症例でテフロンパッチ縫合部の再断裂が3例（内側2例，外側1例），異物反応と思われる術後の肩関節炎が1例認められた．再断裂3例のうち2例は術後1か月と術後2か月で内側の再断裂を，他の1例は術後4か月で外側の再断裂をMRIで確認した．3例の術後6か月での自動挙上角度は60°，60°，70°で不良であるが3症例とも再手術を希望しなかったため経過観察となった．術後に肩関節炎を起こし水腫を認めた1例は術後3か月で洗浄デブリドマンを行った．術中所見ではテフロンパッチの融解像や不整像などテフロンパッチそのものに異常を認めなかったためテフロンパッチは温存し関節内，滑液包内の洗浄デブリドマンのみを行った．手術後に肩関節炎は沈静化し水腫の再発も認めていない．

症例供覧

代表症例を供覧する．症例1は63歳，男性で職業は建材業である．重いものを持ってから右肩痛が出現し挙上困難となり受傷後4か月で初診した．右肩は自動挙上困難で偽性麻痺を起こしていた（図9-a）．自動挙上を改善するために手術を施行した．術前のMRIでは肩甲下筋腱，棘上筋腱，棘下筋腱の広範囲断裂で筋萎縮が強く，術前に一

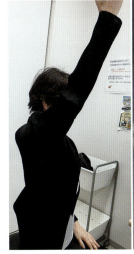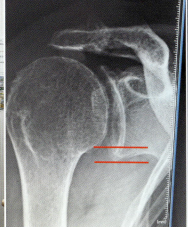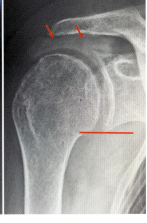

図 10.
症例 2：68 歳，女性．右肩
a：術後 2 か月で自動挙上は 160°可能となった．
b：術前 X 線．上腕骨頭は upward migration している．
c：術後．パッチ（矢印）がスペーサーとして働き upward migration は消失している．

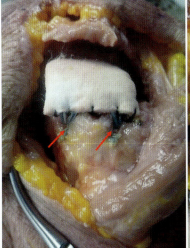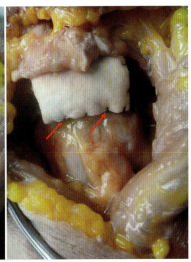

図 11.
肩内外転時のアンカーの位置とパッチの位置関係（cadaver での観察）
a：最大内転位．アンカー刺入部（矢印）はテフロンパッチの外側縁から離れている．
b：最大外転位．アンカー刺入部（矢印）はテフロンパッチの外側縁より内側にある．

次修復の可能性が低いと判断した（図 9-b）．術中所見は棘上筋腱，棘下筋腱の腱断端は退縮し緊張が強く上腕骨大結節に修復不能であった．肩甲下筋腱も上方 1/2 の断裂で緊張が強く修復不能であったため腱板修復は行わずテフロンパッチを用いて上方関節包再建術を行った．手術は 2.9 mm のテフロンパッチを二重折にして内側は肩甲骨関節窩の上縁の 10 時と 1 時にアンカー 2 本で固定した．二頭筋長頭筋腱は断裂していなかったので温存した．外側は上腕骨大結節部にアンカー 2 本で single suture で固定し上方関節包を再建した．術後 2 か月の時点で痛みなく自動挙上 150°可能となった（図 9-c）．術後 6 か月で撮像した MRI（図 9-d）でテフロンパッチは肩峰下スペースにあり異常を認めない．単純 X 線像（図 9-e）でも肩峰下スペースにテフロンパッチが確認でき，術前にあった上腕骨の upward migration は改善している．

症例 2 は 68 歳，女性で術中所見では肩甲下筋腱，棘上筋，棘下筋の 3 腱断裂であった．手術は棘下筋のみを修復し三重折のテフロンパッチでスーチャーブリッジして ASCR を行った．術後 2 か月で自動挙上 160°可能となり，術前にあった上腕骨の upward migration は改善している（図10）．

考　察

2012 年に Mihata ら[10]が報告した上方関節包再建術は断裂した腱板修復，再建を行わないで上方関節包を再建し肩関節を安定化させることで上肢を挙上するというユニークな発想であり，その臨

床成績はこれまでの他の腱板手術に比べ明らかに良好である[11]．ただ移植腱として用いる大腿筋膜は，そのままでは薄く関節包再建には不十分であり二重折，三重折して用いなければならない．そのため大腿筋膜を広範囲で採取するという侵襲がある．Burkhart らは自家腱を使わず allograft を用いて上方関節包再建術を考案しその良好な臨床成績を報告している[12]．しかし allograft は皮膚であるため薄く再断裂の報告もあり，肩峰下のスペーサーとしての役割も期待できない．何より本邦では使用できない．

その点，人工腱を使った ASCR は大腿筋膜を採取する必要がなく低侵襲であり，形や大きさの採型は自由であり，重ねることで厚みを持たせることも可能である．強度的にも問題ない．移植したパッチは人工腱であるため自家組織に生着することは期待できないが，従来行われてきた腱板修復時の欠損部の補填の場合とは異なり直接長軸方向の強い張力はかからないのでテフロンパッチの内側，外側の固定部での再断裂のリスクは少ないと考えられる．実際，初期の術式の20肩では再断裂を3例（15％）に認めたが，テフロンパッチを縫合糸でスーチャーブリッジする新しい術式に変更した18肩では1年以上の経過観察でテフロンパッチの再断裂を認めていない．また，我々はテフロンパッチを肩峰下のスペーサー[15]とも考えている．肩峰下スペースにテフロンパッチがとどまっていれば肩挙上時に上腕骨頭の upward migration を防止することができるため，あえてテフロンパッチを関節窩上縁や上腕骨大結節に強固に固定する必要はないと考えている．それゆえ三重折した約9 mm のテフロンパッチの上層と中間層の間に縫合糸を通してスーチャーブリッジして内側，外側とも骨に固定していない．こうすることでテフロンパッチが縫合糸をガイドに少しスライドできるため縫合部での応力集中が起きないと考えている．実際cadaverで行った実験では肩が最大内転すると外側アンカー刺入部とパッチの外側縁は離れ，最大外転位では外側アンカー刺入部はパッチの外側縁と接するか少し内方に移動することを確認している（図11）．またこの方法は縫合糸が肩峰下に露出しないことから肩峰下でのインピンジによる縫合糸の断裂を防ぐこともできる．

Deranlot ら[15]の肩峰下スペーサーは腱板修復後に上腕骨頭が upward migration しないための一時的なスペーサーであるのに対して我々のテフロンパッチは恒久的なスペーサーである．

ただテフロンパッチは人工腱であるため異物反応が危惧される．Kimura ら[13]は腱板広範囲断裂に対する腱板の補填材料としてのテフロンパッチの臨床経験で大結節に9％の骨吸収を認めたと報告している．しかし我々が行っている上方関節包再建術は上腕骨，肩甲骨を新鮮化してテフロンパッチを強固に固定するような操作は行っていないので骨へのストレスは少ないと考えられる．

結　論

テフロンパッチを用いた鏡視下上方関節包再建術は低侵襲で簡便な術式である．臨床成績も良好で一次修復不能な腱板広範囲断裂に対して有効である．

文　献

1) Denard, P. J., et al.：Functional outcome after arthroscopic repair of massive rotator cuff tears in individuals with pseudoparalysis. Arthroscopy, **28**：1214-1219, 2012.

2) Bedi, A., et al.：Massive tears of the rotator cuff. J Bone Joint Surg. Am, **92**：1894-1908, 2010.

3) Duralde, X. A., et al.：Massive rotator cuff tears：The results of partial rotator cuff repair. J Shoulder Elbow Surg, **14**：121-127, 2005.

4) Debeyre, J., et al.：Repair of Ruptures of the Rotator Cuff of the Shoulder. J Bone Joint Surg Br, **47**：36-42, 1965.

5) Gerber, C., et al.：Latissimus dorsi transfer for the treatment of irreparable rotator cuff tears. J Bone Joint Surg Am, **88**：113-120, 2006.

6) Elhassan, B., et al.：Transfer of pectorals major

for the treatment of irreparable tears of subscapularis : does it work? J Bone Joint Surg Br, **90** : 1059-1065, 2008.

7) Henry, M., et al. : Synthetic Patch Rotator Cuff Repair : A 10-year Follow-up. J Shoulder Elbow Surg, **6** : 35-39, 2014.

8) Klein, S. M., et al. : Effect of acquired glenoid bone defect on surgical technique and clinical outcomes in reverse shoulder arthroplasty. J Bone Joint Surg Am, **92** : 1144-1154, 2010.

9) Farshad, M., et al. : Reverse total shoulder arthroplasty from the most to the least common complication. Int Orthop, **34** : 1075-1082, 2010.

10) Mihata, T., et al. : Superior capsular reconstruction to restore superior stability in irreparable rotator cuff tears : A biomechanical cadaveric study. Am J Sports Med, **40** : 2248-2255, 2012.

11) Mihata, T., et al. : Clinical results of

arthroscopic superior capsular reconstruction for irreparable rotator cuff tears. Arthroscopy, **29** : 459-470, 2013.

12) Burkhart, S. S., et al. : Arthroscopic Superior Capsular Reconstraction for Massive Irreparable Rotator Cuff Repair. Arthroscopy, **5** : 1407-1418, 2016.

13) Kimura, A., et al. : Reconstruction of a defect of the rotator cuff with polytetrafluoroethylene felt graft. Recovery of tensile strength and histocompatibility in an animal model. J Bone Joint Surg, **85-B** : 282-287, 2003.

14) Hamada, K., et al. : Roentgengraphic Findings in Massive Rotator Cuff Tears. Clin Orthop Relat Res, **254** : 92-96, 1990.

15) Deranlot, J., et al. : Arthroscopic subacromial spacer implantation in patients with massive irreparable rotator cuff tears : Clinical and radiographic results of 39 retrospectives cases. Arthroscopy, **33** : 1639-1644, 2017.

ゼロからはじめる！Knee Osteotomy アップデート

編著　日本 Knee Osteotomy フォーラム
2018 年 5 月発売　オールカラー
定価（本体価格 11,000 円＋税）　変形 A4 判　300 頁

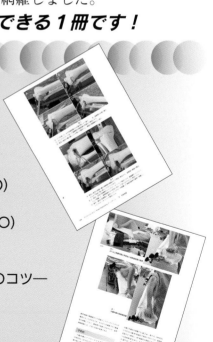

近年注目されつつある変形性膝関節症に対する
"膝周囲骨切り術" について、
日本 Knee Osteotomy フォーラム（会長 竹内良平）が
編集・執筆した**日本初となる参考書！**
患者一人ひとりにオーダーメイドの治療をするため、手術の知識はもちろんのこと術後後療法、評価法、バイオメカニクスや軟骨再生の知識にいたるまで、膝周囲骨切り術に関する知識・診療技術を系統立てて網羅しました。
すべての整形外科医が知識を深めることのできる 1 冊です！

主な CONTENTS
Ⅰ．骨切りの歴史
Ⅱ．骨切り術に必要な解剖
Ⅲ．手術総論
Ⅳ．手術各論
　A．Open wedge high tibial osteotomy（OWHTO）
　B．骨癒合
　C．Closed wedge high tibial osteotomy（CWHTO）
　D．その他の脛骨近位骨切り術
　E．大腿骨遠位骨切り術
　F．High tibial osteotomy（HTO）の合併症―回避のコツ―
Ⅴ．術後後療法
Ⅵ．評価とバイオメカニクス
Ⅶ．High tibial osteotomy（HTO）と関節軟骨

全日本病院出版会　〒113-0033　東京都文京区本郷 3-16-4　Tel：03-5689-5989
http://www.zenniti.com　Fax：03-5689-8030

特集：腱板広範囲断裂に対する肩関節温存手術

肩上方関節包再建術の工夫

高山和政[*1]　　山田俊介[*2]　　小堀　悠[*3]　　塩出速雄[*4]　　楠葉　晃[*5]

Abstract：Arthroscopic superior capsular reconstruction（ASCR）は修復不可能な腱板断裂や偽性麻痺肩を有する患者に対して行われ，良好な成績が報告されている．しかし一方では，移植したグラフトの断裂や，菲薄化に伴う成績不良の報告もある．成績不良の主な原因としては，⑴グラフト自体の厚みや長さが不十分である，⑵グラフトの固定が不確実である，の２点が考えられる．しかし，厚く長いグラフトを肩峰下に挿入した場合，外側列アンカーを挿入する際においては視野確保が困難になりやすい．そこで今回，我々の行っている工夫である鏡視下手術と直視下手術の折衷法（hybrid SCR）について述べる．

（J MIOS. No. 91：59-65, 2019.）

はじめに

Arthroscopic superior capsular reconstruction（以下，ASCR）は修復不可能な腱板断裂や偽性麻痺肩を有する患者に対して行われ，良好な成績が報告されている[1]．しかし一方では，移植したグラフトの断裂や，菲薄化に伴う成績不良の報告もある．成績不良の主な原因としては，⑴グラフト自体の厚みや長さが不十分である，⑵グラフトの固定が不確実である，の２点が考えられる．厚く長いグラフトこそが上腕骨頭の安定性に重要であり，良好な臨床成績には不可欠である[2,3]．しかし厚く長いグラフトを肩峰下に挿入した場合，外側

列アンカーを挿入する際においては視野確保が困難になりやすい．特に beach chair 位で行う場合にはその傾向が強いと思われる．そこで我々は関節窩および上腕骨-内側列のアンカー挿入までを鏡視下で行い，それ以降の手技の一部を直視下で行うことで，beach chair 位であっても安全かつ確実に手術を行うことが可能であると考えた．我々の工夫として，鏡視下手術と直視下手術の折衷法（以下，hybrid SCR）について述べたい．

適　応

我々が適応としているのは，Hamada 分類 1〜3b までの，修復不可能な後上方の腱板広範囲断裂

Key words：腱板断裂（rotator cuff tear）　　修復不可能（irreparable）
偽性麻痺肩（pseudoparalytic shoulder）　　鏡視下肩上方関節包再建術（ASCR）
直視下併用-上方関節包再建術（hybrid SCR）　　ビーチチェアー位（beach chair position）

[*1] Takayama Kazumasa, 〒710-8602 岡山県倉敷市美和 1-1-1　倉敷中央病院整形外科，医長
[*2] Yamada Shunsuke, 同，副医長
[*3] Kobori Yuu, 同科
[*4] Shiode Hayao, 同，主任部長
[*5] Kusuba Akira, 〒719-1162 岡山県総社市岡谷 337-1　きびじ整形外科内科リハビリクリニック，院長

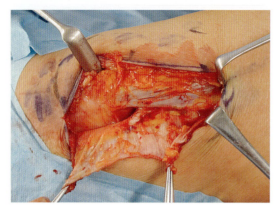

図 1．
筋間中隔を含んで，大腿筋膜張筋を採取する．

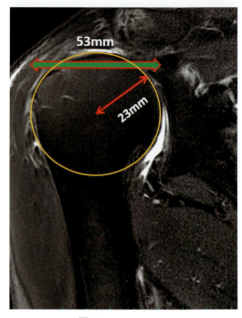

図 2．Graft sizing
①：53 mm + 15 mm = 68 mm
②：円周 = 23 mm × 2 × π ≒ 144 mm
③：$144 \text{ mm} \times \dfrac{30°}{360°} = 12 \text{ mm}$
④：68 mm − 12 mm = 56 mm

を有する患者である．SCR を行う際，肩甲下筋腱断裂を合併している場合は，できるならば強固に縫合することが望ましい．

腱板修復の可否について判断が難しい場合は，事前に伝達麻酔下に試験鏡視を行う．残存腱板の mobility を評価し，修復が可能であった場合は一期的に縫合する．

大腿筋膜張筋の採取

再建材料として，我々は 2 重折にした自家大腿筋膜張筋を用いている．手術は，側臥位でグラフト採取→beach chair 位で SCR と，体位変換をして行っているが，これには理由がある．十分な厚みのグラフト(6 mm 以上)は良好な術後成績を得るのに不可欠であることは先に述べた．確実に厚みを出すには，殿筋と大腿筋膜張筋との筋間中隔を含めれば良いが[4]，これは大腿部背側に位置している(図 1)．体位変換を行わない場合，たとえ cross-leg 肢位にしたとしても術野の清潔を担保しつつ操作を加えるのが困難な場合がある．また殿筋と大腿筋膜張筋との筋間中隔には，1 本もしくは 2 本の筋間中隔穿通枝が走行しており，誤ってこれを損傷した場合は止血困難となることが予想されるからである．

ここで問題となるのが，グラフトのサイズである．体位変換を行う場合，あらかじめサイズを決定する必要があるが，我々は以下に示す方法を行っている．

横径は，MRI において棘下筋(もしくは小円筋)断端から LHB を被覆し得る幅としている．長径は，三幡らに倣い関節窩から大結節外側端までの距離プラス 15 mm としている[4]．これも術前の MRI で計測しているが，グラフト締結を外転 30°で行うことを考慮し，図 2 のような計測方法を用いることで外転 30°分の長さを減衰させておく．例えば，関節窩から大結節外側端までの距離が 53 mm の場合，15 mm を加えて 68 mm となる．上腕骨頭を真円に見立てて半径と円周を計測する．図の場合，半径は 23 mm，円周は約 144 mm となる．上腕骨が 30°分外転した分としては，144 ÷ 12 = 12 mm となる．この 12 mm 分を 68 mm から減衰させた 56 mm が予想グラフト長径となる．実際の術中計測と予想計測値を検証したが，自験例ではほぼ誤差を認めなかった．

大腿筋膜腸筋の採取であるが，長径はやや縮む傾向にあるため，予想サイズよりも 10% 長めに採取している．

グラフトの作成

筋間中隔をうまく配置して均一な厚みにし，か

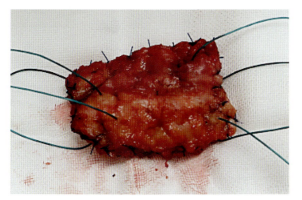
図 3．グラフト．骨頭側
結紮糸はなるべく露出させない．

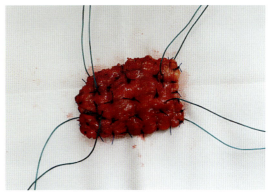
図 4．
四隅にコントロール用の高強度糸をかけておく．

つ最低 6 mm 以上の厚さを確保することが肝要である．まず四隅に糸をかけていく．我々は 2-0 の非吸収糸を用いて密に縫合している．次にグラフトの中央にもマットレス縫合で結紮を加えていく．理由としてはグラフトの層間剥離のような状態を防ぐためであるが，これも密に加えていく．この際の工夫としては，上腕骨に接する側のグラフト面には結紮糸が出ないようにしている（図 3）．良好な bone-tendon healing を期待してのことであるが，効果のほどは定かではない．最後にグラフトの四隅にリード用の高強度糸をかけておく．これはグラフトを関節内に挿入する際に，関節内でグラフトが捻転するのを防ぐ目的である（図 4）．

Hybrid SCR の手技

1．関節内

通常の後方ポータルを用いて関節内を鏡視する．肩甲下筋腱に断裂を認めた場合は縫合する．棘上筋や棘下筋が関節窩に張り付いていて，グラフトを敷き込む際に困難が予想される場合は，この時点で烏口上腕靱帯を切離し，棘上-棘下筋を浮かせ，関節窩の上を剥離しておく．グラフトの生着を期待し，関節窩上をならす程度であるが，パワーラスプなどを用いて decortication しておく．関節唇は，できれば温存する．

2．肩峰下滑液包鏡視

後方鏡視から行う．前外側ポータルを作成し，視野の郭清と肩峰形成を行う．グラフトが無理なく挿入できるスペースを得ることが目的である[5]．次に外側ポータルを作成し，関節窩を正面から鏡視する．

3．関節窩アンカーの挿入

外側ポータルから関節窩を正面から見て，neviaser ポータルから 2 本のアンカーを挿入する．後外側ポータルや，前外側ポータルからも挿入可能かもしれないが，関節窩の上方傾斜の強い症例や，肩峰が外に強く張り出している症例では，安全に挿入することは困難な場合がある．挿入に失敗し関節窩に剥離骨折が生じると，recovery はなかなか難しい．

Neviaser ポータルからアンカーを挿入する際も，外側から内側へ向かう方向に下穴用のオウルが向いているか十分注意する必要がある．糸のコントロールで混乱しないよう後方のアンカー糸は曲モスキート，前方のアンカー糸は直モスキートで把持するなど分けておくと良い．

4．上腕骨内側列へのアンカー挿入

通常の ARCR の手技に倣い挿入する．後方アンカーの糸は後方ポータルに逃がし，曲モスキートで把持，前方アンカーの糸は前外側ポータルに逃がし，直モスキートで把持するなどしておく．ここまではすべてを鏡視下に行う．

5．関節窩のアンカー糸，上腕内側列アンカーの糸をグラフトにかける

外側ポータルを 2.5 cm 程度に開大し，後外側ポータルから鏡視する．Neviaser ポータルおよび，前方もしくは前上方ポータルの 2 か所からマイクロワイヤーをそれぞれ送り込み，外側ポータルからそれぞれ回収する（図 5）．このワイヤーに，

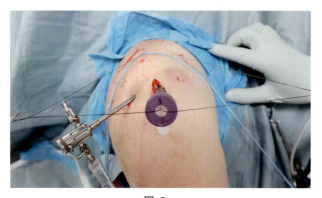

図 5.
グラフトパッシング用に，前上方および neviaser ポータルからワイヤーをリレーしておく．

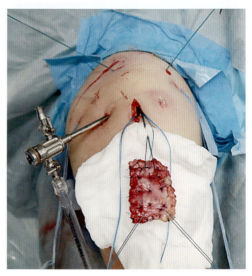

図 6.
高強度糸をリレーしたところ

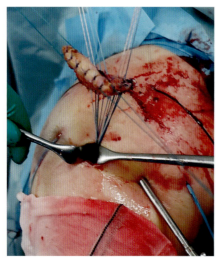

図 7.
関節窩アンカーの糸と骨頭内側列アンカーの糸が交錯しないよう，グラフトを挙上させておく．

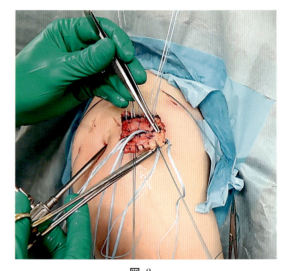

図 8.
直視下に上腕内側列アンカーの糸をグラフトにかけていく．

グラフトの四隅にかけた高強度リード用の糸をパッシングし，グラフトをコントロールできるようにしておく（図6）．

次に関節窩アンカーの糸を関節外に引き出し，グラフトにかける．糸を引き出す際，カニュラ越しに行うか，外側ポータルを筋鉤などでレトラクトし，三角筋線維を巻き込まないようにする必要がある．続いて上腕骨内側列アンカーの糸を関節外に引き出すが，この際糸のかかったグラフトを持ち上げておき（図7），上腕骨側の糸は，関節窩アンカーの糸の下から取るようにする．誤って関節窩アンカーの糸の間から取るなどすると，あや取り状態になり，グラフトを関節内に入れる際に関節内で絡まり収拾がつかない．最後にグラフトに内側列アンカーの糸をかけていく．糸をかける位置であるが，これも MRI で大結節 foot print の長さを事前に計測し，+2 mm の位置に糸をかける．例えば foot print の距離が 12 mm の場合は，

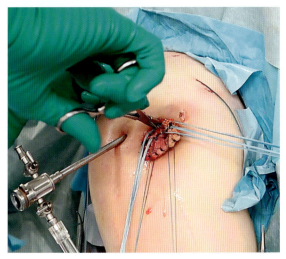

図 9.
コッヘルなどで把持し，縦に折りたたんで挿入する．

グラフトの外側端から 14 mm の位置をマーキングし糸をかけると良い（図 8）．2 mm 長くする理由であるが，計測通りの位置に糸をかけた場合，最後に関節内から鏡視したときに，上腕骨内側列アンカーの糸が見えてしまう場合が多い．グラフトにかける針の曲率とグラフト自体の厚みの影響と思われる．

6．グラフトを関節内に挿入する

グラフトを挿入する際，我々はカニュラを用いていない．コッヘルなどで折りたたんで把持し，関節内に挿入する（図 9）．その際，リードの糸を適宜引っ張りながらアシストするのがポイントである．グラフトが関節内に挿入された後，クリアカニュラを挿入する．このようにすることで，カニュラによりグラフトが押し下げられ，肩峰下の視野を確保できる．この際，後外側ポータルから鏡視する．

7．関節窩上でグラフトを締結する

後外側鏡視とし，アンカー糸を縫合するが，この場合必ずと言って良いほどアンカーの糸は弛んでいる．弛みを取る方法としては，ノットプッシャーを用いて，糸を 1 本ずつグラフトに押し付けると良い．1 本ずつ行うところがポイントである．これを行うことで糸の弛みは取れ，かつグラフトは関節窩に押し付けられる．縫合には half hitch を繰り返すが，途中必ず post change を行い，締結には万全を期す．

8．外側列アンカーを挿入し，suture bridge を完成させる

同じく後外側から鏡視し，外側列前方アンカーは LHB のやや後方に，後方アンカーは残存腱板の状態によるが，可及的後方に挿入する．前方から挿入すると良い．

しかしここで問題となるのが視野の確保である．グラフトの長さがほんの数 mm 長かったり，厚みが部分的にでも 1 cm を超えてしまったりすると，途端に視野確保が困難となる．

結果として不十分なグラフト固定となってしまっては元も子もない．

そこで我々は，視野確保が困難と判断した場合は，外側列アンカーの挿入を直視下に行っている．先に外側ポータルを 2.5 cm に開大させると述べたが，この 2.5 cm の切開から十分に外側列アンカーの挿入は可能である．小筋鉤などで軽く引いてもらうだけで，大結節外側は容易に露出する（図 10）．直視下に cross-bridge の完成を確認することができる（図 11）．

9．最後に残存腱板とグラフトの間に側々吻合を加える

これも直視下に行うことも可能である．肩関節を屈曲，やや外転，内旋位とし，切開部を小筋鉤などで後方へ引いてもらう．これにより残存棘下

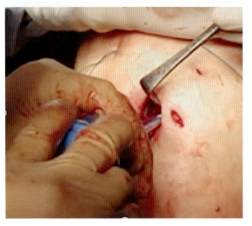

図 10.
直視下で外側列アンカーを挿入する．

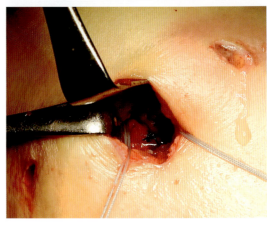

図 11.
直視下にブリッジの完成を確認する．

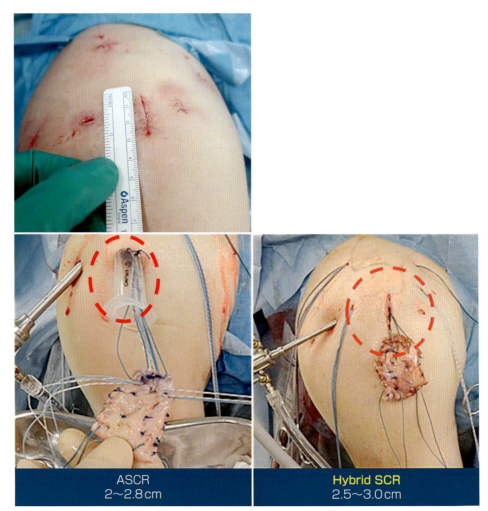

図 12.
皮切は 2.5 cm で可能である．

筋, 小円筋とグラフトの境界部は露出される. 4〜6号あたりの角針で高強度糸をかけていくが, 肩峰が邪魔して持針器が入らず, 奥に糸がかけられないことがある. その場合は直視下で suture lasso か scorpion passer などを上手く使うと良い.

ただし, 側々吻合は鏡視下に行うほうが容易と考える. 後外側ポータルから鏡視し, 開大させた外側ポータルから糸をかけていく. 3針ほど行っている[6].

10. Hybrid SCR まとめ

グラフトに内側列アンカーの糸をかける, 外側列にアンカーを挿入し, suture bridge を完成させる. この2点が SCR における難所と思われる. この2点を直視下に行えれば, 手術難易度は格段に低下し, また手術時間の短縮につながると考えられる. ここで懸念されるのが皮切の拡大であろう. すべてを鏡視下で行う場合においても, グラフトの大きさにもよるが, およそ 2〜2.8 cm は皮切が必要である. 一方, hybrid SCR であるが, 2.5〜3.0 cm の皮切で十分可能であった. つまりは 0.5〜1 cm 程度の切開延長で, 安全かつ確実に直視下で SCR を完遂できる(図12).

成　績

偽性麻痺肩に対し行った, SCR 28 例の臨床成績を述べる. 平均観察期間は 23 か月(6〜51 か月)平均手術時間は 155 分であった. 合併症としては, 感染を疑う成績不良例が1例あり, 後にリバース型人工関節となった. グラフトの断裂は認めなった.

JOA は 40→82, JOA(疼痛)10→26, 屈曲 70°→140°, 外転 60°→140° と改善を認めた.

おわりに

鏡視下と直視下手術の折衷法による上方関節包再建術(hybrid SCR)について述べた.

SCR において難所と思われる箇所を直視下で行う本法は, 手術難易度を格段に下げ, また安全かつ確実に行える有効な方法と考える.

文　献

1) Mihata, T., et al.：Clinical results of arthroscopic superior capsule reconstruction for irreparable rotator cuff tears. Arthroscopy, **29**：459-470, 2013.

2) Mihata, T., et al.：Biomechanical Effect of Thickness and Tension of Fascia Lata Graft on Glenohumeral Stability for Superior Capsule Reconstruction in Irreparable Supraspinatus Tears. Arthroscopy, **32**：418-426, 2016.

3) Mihata, T., et al.：Superior capsule reconstruction to restore superior stability in irreparable rotator cuff tears, a biomechanical cadaver study. Am J Sports Med, **40**：2248-2255, 2012.

4) 三幡輝久：鏡視下肩上方関節包再建術の手術手技とグラフト作成法. 関節外科, **36**：41-47, 2017.

5) Mihata, T., et al.：Biomechanical Effect of Acromioplasty on Superior Capsule Reconstruction for irreparable Supraspinatus Tendon Tears. Am J Sports Med, **44**：191-197, 2016.

6) 三幡輝久：肩関節腱板広範囲断裂に対する上方関節包再建術. MB Orthop, **27**(5)：51-55, 2014.

特集：腱板広範囲断裂に対する肩関節温存手術

海外における肩関節温存手術
―肩峰下スペーサー埋め込み術と鏡視下肩上方関節包再建術―

長谷川彰彦[*1]　三幡輝久[*2]

Abstract：近年，修復困難な腱板断裂に対する新しい関節温存手術として，肩峰下スペーサー埋め込み術と鏡視下肩上方関節包再建術に関する海外からの報告が増加している．肩峰下スペーサー埋め込み術はヨーロッパで考案された術式で，本邦へは導入されていないが，近年米国にも導入された．鏡視下肩上方関節包再建術は本邦で三幡によって考案された新しい術式で，近年国内外で追試され，良好な治療成績の報告が増加している．再建に用いるグラフトは，本邦を含めてアジアでは大腿筋膜を使用する場合が多いが，米国においては allograft の使用が一般的であり，使用するグラフトの違いによる治療成績への影響も考慮が必要である．両術式ともに関節症性変化を伴わない腱板広範囲断裂に対して良好な短期治療成績が報告されているが，今後は長期成績の調査と，術式および使用する医療材料の改良などによる治療成績のさらなる向上が期待される．

（J MIOS. No. 91：66-73, 2019.）

はじめに

　腱板広範囲断裂では腱の脆弱性や筋の脂肪変性，伸張性の低下などによって，修復が困難なことも少なくない．修復困難な腱板広範囲断裂に対する手術としてはこれまで，鏡視下デブリドマン，上腕二頭筋長頭腱の腱切離・腱固定，腱板部分修復術，腱移行術，筋前進術，リバース型人工肩関節置換術などが行われてきたが，近年肩峰下スペーサー埋め込み術（図1）や鏡視下肩上方関節包再建術（図2）などの新しい治療法が考案され，その治療成績の報告が増加している．

　本稿では新しい関節温存手術として，肩峰下スペーサー埋め込み術と鏡視下肩上方関節包再建術の適応，術式，臨床成績および今後の課題について紹介する．

肩峰下スペーサー埋め込み術

　本邦には導入されていないが，2010 年にヨーロッパで認可され，2012 年に Savarese と Romeo[1] が報告して以降，海外では肩峰下スペーサー留置術が行われている．この手術の概念は肩峰と上腕骨頭との間に生分解性スペーサーを留置することによって骨頭を押し下げ，肩関節運動時の肩峰下での摩擦を軽減させて上腕骨頭の滑走を改善させるというものである．生分解性スペーサー（InS-

Key words：肩上方関節包再建術（superior capsule reconstruction）
関節温存手術（joint-preserving surgery）　腱板広範囲断裂（massive rotator cuff tear）
肩峰下スペーサー埋め込み術（subacromial spacer implantation）
修復困難な腱板断裂（irreparable rotator cuff tear）

[*1] Hasegawa Akihiko，〒 569-8686 大阪府高槻市大学町 2-7　大阪医科大学整形外科学教室，助教
[*2] Mihata Teruhisa，同，診療准教授

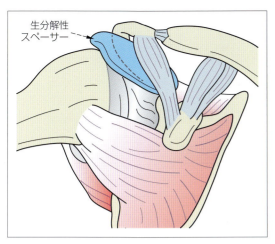

図1. 肩峰下スペーサー埋め込み術
（文献1より転載）

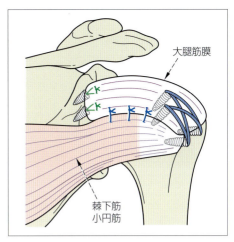

図2. 関節鏡下肩上方関節包再建術
（大阪医科大学整形外科ホームページより転載. http://www.ort-osaka-med.jp/specialty/senmon02/）

pace Balloon®；OrthoSpace，Kfar Saba，Israel）はcopolymer poly（L-lactide-co-ε-caprolactone）からなり，肩峰下腔への留置後2〜3か月でしぼみ，12か月で生分解されると報告されている[1]．スペーサーのサイズにはsmall（40 mm×50 mm），medium（50 mm×60 mm），large（60 mm×70 mm）の3種類があり，体格および腱板の断裂サイズによって使い分けが可能である．

手術適応

手術適応は修復困難な腱板断裂例とされているが，肩甲上腕関節に関節症性変化をきたしている症例，すなわちHamada grade 3を超えるものは適応外とするものが多い．それに加えて，修復困難な肩甲下筋腱断裂を伴うものはスペーサーの前方への移動をきたす可能性があるため適応外とされており，修復可能な肩甲下筋腱断裂を合併している場合はスペーサーを留置する前に修復する必要がある．また，Ruiz Ibánら[2]は偽性麻痺を呈していた5例中2例でリバース型人工肩関節への再手術を要したと報告しており，Holschenら[3]も偽性麻痺症例に対しては改善が得られなかったことから，偽性麻痺例に対しては禁忌であると述べている．また，感染を伴う例，スペーサーに用いられるcopolymer poly（L-lactide-co-ε-caprolactone）に対してアレルギーを有する患者に対しても禁忌とされている．

手術手技および臨床成績

肩峰下スペーサー埋め込み術の術式についてGervasiら[4]は局所麻酔下にX線透視撮影装置を用いて留置する術式を報告しているが，一般的には全身麻酔で関節鏡視下にまず腱板断端を確認し，デブリドマンと肩峰下滑液包切除がなされたのちにスペーサーの埋め込みが行われている[1,3,5〜10]．上腕二頭筋長頭腱の処置については上腕二頭筋長頭腱が残存していれば腱切離術を追加で行うという報告が多いが，Deranlotら[5]は術前の上腕二頭筋長頭腱の状態は治療成績に影響を及ぼさなかったと報告している．また，腱板断裂に対しては修復を行わないという報告と部分修復術を行うという報告があるが，Piekaarら[6]は肩峰下スペーサー埋め込み術に腱板部分修復術を追加した群と追加しなかった群で比較を行い，術後1年までの成績については疼痛，機能ともに2群間に差はなかったと報告している．

本術式の骨頭のsuperior migrationに対する効果を画像検査を用いて検討した報告として，Pratら[7]は術前と術後3か月時に撮影した単純X線を用いてupward migration index（UMI）を計測したが，術前後で差はなかったと報告している．また，Deranlotら[5]は術後1年以上（平均32.8か月）

表 1. 肩峰下スペーサー留置術前後の Constant score

著　者	症例数	術　前	術後6か月	術後1年	術後2年	術後3年	術後5年
Senekovic	20	33.4	50.4	60.5*	—	65.4	—
Senekovic	24	34.2	52.6	58.5*	—	60.9	67.4
Gervasi	15	31.9	59.5	69.8	61.4	—	—
Deranlot	37	39.0	—	59.0	—	64.0	64.0
Holschen	12	36.8	—	61.6	69.5	—	—
Piekaar	44	37.1	60.6	60.2	—	—	—
Ricci	30	39.8〜41.8**	62.3	65.9	66.8	—	—

Constant score 総点数の平均値を示す.
＊：術後1.5年の Constant score
＊＊：Ricci らは30例を経過観察期間(3か月, 6か月, 1年, 2年)ごとに4群に分けて検討したため, 群間で術前スコアが異なる.

表 2. 肩峰下スペーサー留置術前後の ASES score

著　者	症例数	術　前	術後6か月	術後1年	術後2年
Gervasi	15	24.5	66.8	76.0	72.5
Holschen	12	31.5	—	66.7	85.7

ASES score 総点数の平均値を示す.

の経過観察が可能であった39肩についてacromio humeral distance(AHD)を計測し, 術前平均8.2 mm から最終調査時平均6.2 mm へと有意に減少したと報告している. これらのことから, 本術式では骨頭の上方化を改善することはできないと思われる. Ricci ら[8]は術後MRIを用いてスペーサーの幅と厚さを計測しているが, 術後3か月では幅4 cm, 厚さ7 mm であったのに対し, 術後12か月では幅3 cm, 厚さ6.5 mm に減少し, 24か月の最終調査時にはスペーサーは確認できず, 幅2 cm, 厚さ4 mm の線維化層に置換されていたと報告している. また, Senekovic ら[10]は超音波診断装置とMRIを用いて術後にスペーサーの観察を行い, 術後6か月時に54.5%の症例で検出可能であったが, 術後3年では完全に消失していたと報告している. このように, スペーサーは肩峰下腔への留置後, 徐々に生分解されるため, スペーサー効果は経時的に減弱していくと思われる. しかし一方で, Constant score や American Shoulder and Elbow Society(ASES)score などの臨床スコアはスペーサーが生分解されるとされる術後12か月を過ぎても改善されたとする報告が散見される[3)5)10)]. この理由については未だ明らかではないが, Senekovic ら[9)10)]はウサギにスペーサーを留置したモデルにおいて, 術後6週間でスペーサー周囲に結合組織の形成を認めたことから, スペーサー周囲での新しい軟部組織の形成がスペーサーが生分解された後も上腕骨頭と肩峰との間のバリアとして働いている可能性があると考察している. また, Holschen ら[3]は, Senekovic らと同様に瘢痕組織の形成がスペーサーとしての役割をなしている可能性があると考察している一方で, スペーサー留置により骨頭の求心性が得られたことによって内旋筋と外旋筋の force couple が改善した可能性があると述べている.

以上のように, 肩峰下スペーサー埋め込み術に関しては未だ明らかにされていない点が多いものの, 透視下もしくは関節鏡視下に行うことができる低侵襲手術であり, 短期成績は概ね良好である(表1, 2). 今後さらなる研究によって本術式の長

期成績およびスペーサーが生分解された後，肩峰下腔や肩関節にどのような変化が起こっているのかについて明らかにされることが望まれる．

鏡視下肩上方関節包再建術

鏡視下肩上方関節包再建術（以下，ASCR）は三幡が考案し，2012年に生体力学的試験結果を，2013年には23例24肩の臨床成績を報告した[11)12)]．この手術の概念は肩上方関節包を再建し，肩甲上腕関節の安定性を改善させることによって三角筋および残存腱板の機能を改善させるというものである．本邦におけるASCRは三幡らの報告した方法と同様に大腿筋膜グラフトを用いたものが主であるが，2015年にHiraharaとAdams[13)]がacellular dermal allograft（ArthroFLEX®，Arthrex）を用いたASCRを報告して以降，海外ではallograftを用いたASCRが行われるようになっており，特に米国においてはallograftを用いた術式が一般的となっている．

手術適応

ASCRの良い適応は肩甲上腕関節に関節症性変化のない後上方腱板断裂とされており，Denardら[14)]はHamada grade 1，2が良い適応であると報告しているが，Burkhartら[15)]はHamada grade 3までを適応としている．Mihata[16)]は大腿筋膜を用いたASCRであればHamada grade 3，4に対しても機能改善が得られるが，allograftを用いる場合はgraftに何らかのaugmentationが必要であると述べている．また，いずれのグラフトを用いる場合でも肩甲下筋腱断裂を合併していた場合はこれを修復したうえでASCRを行うことにより良好な成績が得られるが，修復困難な肩甲下筋腱断裂を合併する例に対する治療成績および生体力学的研究については現時点では報告されておらず，これについては今後調査が必要である．また，これまで腱板広範囲断裂に伴う偽性麻痺症例に対するASCRの有用性は検証されていなかったが，近年，Mihataら[17)]が大腿筋膜グラフトを用いた

ASCRが腱板広範囲断裂に伴う偽性麻痺症例に対しても有用であることを報告したのに続き，Burkhartら[15)]も腱板広範囲断裂に伴う偽性麻痺症例10例に対してallograftを用いたASCRを行い，術後に頚椎疾患による神経根症を生じた1例を除く9例（90％）において肩自動挙上が可能となったと報告していることから，ASCRは偽性麻痺を呈する症例に対しても有用であるといえる．

また，Mihataら[18)]は大腿筋膜グラフトを用いたASCR術後の高いスポーツ復帰率を報告しており，ASCRはスポーツをしている症例においても適応になると考えられる．

さらに，Mihataら[19)]は修復可能だが変性の強い腱板断裂例に対して一重の大腿筋膜グラフト（厚さ1〜3 mm）を用いて上方関節包再建術（SCR）を行ったうえに腱板修復術を行う新しい術式（SCR for reinforcement）によって，術後再断裂を防ぎ，cuff integrityを改善させることができたと報告した．Cabarcasら[20)]もallograft（ArthroFLEX®，Arthrex）を用いた同様の術式について報告しており，SCRは修復困難な腱板断裂のみならず，変性の強い腱板断裂に対する補強処置としても使用することが可能であり，腱板断裂の手術治療において幅広く適応可能な術式である．

手術手技

手術は全身麻酔で関節鏡視下にまず腱板断端を確認し，デブリドマンと肩峰下滑液包切除，acromioplastyを行った後にグラフトを肩峰下腔へ挿入するが，合併する上腕二頭筋長頭腱や肩甲下筋腱の病変が存在する場合にはグラフトの挿入を行う前にこれらの処置を行う．グラフトの固定は肩甲骨側を先に行い，次に上腕骨側の固定を行う．グラフト固定後はグラフトと後方の残存腱板（棘下筋腱もしくは小円筋腱）との間に側々縫合を加える．

臨床成績

Allograftを用いたASCRの臨床成績について

は Denard ら[14]が 2018 年に 59 肩の治療成績をはじめて報告し，平均 17.7 か月（12〜29 か月）の短期成績において，ASES score，subjective shoulder value（SSV）score および自動可動域は有意に改善し，67.8%の症例で良好な成績が得られたと述べている．しかし一方で，術後 1 年で MRI を撮像できた 20 肩のうち 11 肩（55%）で graft tear を生じていたと報告している．Graft の治癒が得られた症例は全例で良好な成績が得られていたのに対して，graft tear を生じた症例のうち良好な成績が得られたのは 45%のみであったと報告していることから，ASCR においては graft の治癒が良好な成績を得るうえで重要と考えられる[16]．Denard らは graft tear を高率に生じた原因の 1 つとして，acromiohumeral interval（AHI）に注目しており，AHI が術前平均 6.6 mm から術後 2 週間で 7.6 mm へと有意に増加したが，最終調査時は 6.7 mm と，術前との有意差はなかったことから，骨頭の上方安定性が十分得られなかったことにより，graft が肩峰下と接触し，磨耗した可能性があると考察している．また，解剖学的な上方関節包の厚さは内側 1.5±0.2 mm，外側 2.9±0.4 mm と報告されている[21]が，実際には上方関節包の表層には腱板があり，腱板と上方関節包を合わせると 7〜8 mm の厚さとなる．しかし Denard らが使用した allograft（ArthroFLEX®，Arthrex）の厚さは 1〜3 mm であり，上方関節包と腱板の厚みよりも薄いことが治療成績に影響した可能性があると述べている．特に厚さ 1 mm の graft を使用した 5 例のうち良好な成績が得られたものは 2 例（40%）のみであったことから，acellular dermal allograft（ArthroFLEX®，Arthrex）を使用する場合は入手可能なかぎり最も厚い 3 mm のものを使用すべきであるとも述べている．

Pennington ら[22]は全例に厚さ 3 mm の acellular dermal allograft（ArthroFLEX®，Arthrex）を用いて ASCR を行った 88 肩の治療成績について報告している．彼らは 90%の患者で満足な成績が得られたと述べており，AHI は術前平均 7.1 mm が術後 1 週で 10.8 mm へと有意に増加し，術後 1 年でも 9.7 mm と有意な増加が保たれていたと報告している．また，術後 2 年の経過観察が可能であった 38 例においては術後 2 年の時点でも 9.9 mm と有意な増加が保たれていたと報告している．彼らは術後，全例に graft 評価のための画像検査を行っているわけではないが，graft failure を認めた 3 例と，graft は intact であったが疼痛と機能改善が得られなかったためにリバース型人工肩関節置換術を行った 1 例とをあわせた 4 例（4.5%）を failure としており，Mihata らの大腿筋膜グラフトを用いた ASCR と同等の結果が得られたと述べている．Lee ら[23]は大腿筋膜もしくは allograft（MegaDerm® allodermis，L & C BIO，Seoul，Korea）を用いて ASCR を行い，術後に graft tear を生じた群と graft tear を生じなかった群とに分けて検討を行っている．術前後における AHD の差（術直後－術前）が，graft tear を生じなかった群では平均 3.8 mm であったのに対して，graft tear を生じた群では平均 1.6 mm と有意に小さかったことから，術直後に AHD の改善が不十分な例は術後に graft tear を生じやすいと述べている．これらのことから，ASCR によって良好な成績を得るためには十分な骨頭の上方安定性を獲得するとともに，graft の治癒を得ることが重要である．

Graft の治癒に関して，Burkhart ら[15]は術後 1 年で MRI を用いて評価を行い，graft 治癒率は 70%であったと報告した．先行研究[14]に比べて大きく改善してはいるが，Mihata らの報告した大腿筋膜 graft の治癒率（95.5%）と比べると allograft を用いた ASCR のグラフト治癒率は未だ低いのが現状である．Mihata ら[24]は屍体肩を用いた生体力学的研究において，大腿筋膜グラフトと allograft（ArthroFLEX®，Arthrex）を用いて SCR を行い，使用するグラフトの違いによる骨頭上方安定性の違いについて検討している．腱板広範囲断裂モデルを作成することによって生じる骨頭の上方化は，厚さ 8 mm の大腿筋膜グラフトで SCR

表 3．鏡視下肩上方関節包再建術前後の ASES score

著　者	症例数	術　前	術後 1 年	術後 2 年	術後 2 年以上
Mihata	24	23.5	—	—	92.9[a]
Mihata	100	20.3〜43.6[*]	—	—	91.8〜96.5[*,b]
Lee	36	50.3	—	84.0	—
Denard	59	43.6	77.5[c]	—	—
Pennington	86	52.2	81.6	85.3[d]	—
Burkhart	10	52	89	—	—

ASES score 総点数の平均値を示す．
＊：100 例を術前の偽性麻痺の有無，重症度により 3 群に分けて検討したため，群間で術前，術後
　　のスコアが異なる．
a：平均経過観察期間 34.1 か月
b：経過観察期間 35〜110 か月
c：平均経過観察期間 17.7 か月
d：術後 2 年の経過観察を行うことができた 36 例の平均値

表 4．グラフト治癒率と Acromiohumeral distance（AHD）

著　者	グラフトの種類	グラフトの厚さ	グラフト治癒率	術前 AHD	術後 1 年 AHD	術後 2 年 AHD	術後 2 年以上 AHD
Mihata	Fascia lata	6〜8 mm	83.3%	4.6 mm	—	—	8.7 mm[a]
Mihata	Fascia lata	6〜8 mm	87〜98%[*]	4.1〜4.7 mm[*]	—	—	8.1〜9.8 mm[*,b]
Lee	Fascia lata or MegaDerm	—	63.9%	5.3 mm	—	8.2 mm	—
Denard	ArthroFLEX	1〜3 mm	45%	6.6 mm	6.7 mm[c]	—	—
Pennington	ArthroFLEX	3 mm	—	7.1 mm	9.7 mm	—	—
Burkhart	ArthroFLEX	3 mm	70%	7 mm	6 mm	—	—

＊：100 例を術前の偽性麻痺の有無，重症度により 3 群に分けて検討したため，群間で術前後の AHD の値が異なる．
a：平均経過観察期間 34.1 か月
b：経過観察期間 35〜110 か月
c：平均経過観察期間 17.7 か月

を行うことにより有意に改善したと述べているが，厚さ 3 mm の allograft による SCR では上方の安定性は約 50% 改善するものの，腱板が intact の状態にまでは改善しなかったと述べている．Burkhart らの結果においても術前後で AHD の改善が得られておらず，このことが graft 治癒率に影響している可能性がある．

以上のように，ASCR においては良好な短期成績の報告が増加しているが，使用するグラフトの種類や厚さなどは様々であり，このことが治療成績およびグラフト治癒率に影響を及ぼしていると考える（表 3，4）．特に海外で主流となりつつある allograft を用いた ASCR については今後，augmentation の追加などによりグラフト治癒率が改善することができれば，治療成績のさらなる向上

が期待できると思われる．

まとめ

関節温存手術である肩峰下スペーサー埋め込み術と鏡視下肩上方関節包再建術の短期成績は良好である．今後は長期成績を含めた調査と，術式および使用する医療材料の改良による治療成績のさらなる向上が期待される．

文　献

1) Savarese, E., et al. : New solution for massive, irreparable rotator cuff tears : the subacromial "biodegradable spacer". Arthrosc Tech, 1 (1) : e69-e74, 2012.
2) Ruiz Ibán, M. A., et al. : The absorbable subacromial spacer for irreparable posterosupe-

rior cuff tears has inconsistent results. Knee Surg Sports Traumatol Arthrosc, **26**(12) : 3848-3854, 2018.

3) Holschen, M., et al. : Subacromial spacer implantation for massive rotator cuff tears : Clinical outcome of arthroscopically treated patients. Obere Extrem, **12**(1) : 38-45, 2017.

4) Gervasi, E., et al. : Fluoroscopy-guided implantation of subacromial "biodegradable spacer" using local anesthesia in patients with irreparable rotator cuff tear. Arthrosc Tech, **3**(4) : e455-e458, 2014.

5) Deranlot, J., et al. : Arthroscopic Subacromial Spacer Implantation in Patients With Massive Irreparable Rotator Cuff Tears : Clinical and Radiographic Results of 39 Retrospectives Cases. Arthroscopy, **33**(9) : 1639-1644, 2017.

6) Piekaar, R. S. M., et al. : Early promising outcome following arthroscopic implantation of the subacromial balloon spacer for treating massive rotator cuff tear. Musculoskelet Surg, **102**(3) : 247-255, 2018.

7) Prat, D., et al. : Sub-acromial balloon spacer for irreparable rotator cuff tears : Is it an appropriate salvage procedure? J Orthop Surg (Hong Kong), **26**(2) : 2309499018770887, 2018.

8) Ricci, M., et al. : A clinical and radiological study of biodegradable subacromial spacer in the treatment of massive irreparable rotator cuff tears. Acta Biomed, **88**(4S) : 75-80, 2017.

9) Senekovic, V., et al. : Prospective clinical study of a novel biodegradable sub-acromial spacer in treatment of massive irreparable rotator cuff tears. Eur J Orthop Surg Traumatol, **23**(3) : 311-316, 2013.

10) Senekovic, V., et al. : The biodegradable spacer as a novel treatment modality for massive rotator cuff tears : a prospective study with 5-year follow-up. Arch Orthop Trauma Surg, **137**(1) : 95-103, 2017.

11) Mihata, T., et al. : Superior capsule reconstruction to restore superior stability in irreparable rotator cuff tears : a biomechanical cadaveric study. Am J Sports Med, **40**(10) : 2248-2255, 2012.

12) Mihata, T., et al. : Clinical results of arthroscopic superior capsule reconstruction for

irreparable rotator cuff tears. Arthroscopy, **29**(3) : 459-470, 2013.

13) Hirahara, A. M., et al. : Arthroscopic Superior Capsular Reconstruction for Treatment of Massive Irreparable Rotator Cuff Tears. Arthrosc Tech, **4**(6) : e637-e641, 2015.

14) Denard, P. J., et al. : Preliminary Results of Arthroscopic Superior Capsule Reconstruction with Dermal Allograft. Arthroscopy, **34**(1) : 93-99, 2018.

15) Burkhart, S. S., et al. : Superior Capsular Reconstruction Reverses Profound Pseudoparalysis in Patients With Irreparable Rotator Cuff Tears and Minimal or No Glenohumeral Arthritis. Arthroscopy, **35**(1) : 22-28, 2019.

16) Mihata, T. : Editorial Commentary : Superior Capsule Reconstruction : Graft Healing for Success. Arthroscopy, **34**(1) : 100-101, 2018.

17) Mihata, T., et al. : Arthroscopic Superior Capsule Reconstruction Can Eliminate Pseudoparalysis in Patients With Irreparable Rotator Cuff Tears. Am J Sports Med, **46**(11) : 2707-2716, 2018.

18) Mihata, T., et al. : Return to Sports and Physical Work After Arthroscopic Superior Capsule Reconstruction Among Patients With Irreparable Rotator Cuff Tears. Am J Sports Med, **46**(5) : 1077-1083, 2018.

19) Mihata, T., et al. : Superior Capsule Reconstruction for Reinforcement of Arthroscopic Rotator Cuff Repair Improves Cuff Integrity. Am J Sports Med, 363546518816689, 2018.

20) Cabarcas, B. C., et al. : Arthroscopic Superior Capsular Reconstruction and Over-the-Top Rotator Cuff Repair Incorporation for Treatment of Massive Rotator Cuff Tears. Arthrosc Tech, **7**(8) : e829-e837, 2018.

21) Ishihara, Y., et al. : Role of the superior shoulder capsule in passive stability of the glenohumeral joint. J Shoulder Elbow Surg, **23**(5) : 642-648, 2014.

22) Pennington, W. T., et al. : Arthroscopic Superior Capsular Reconstruction With Acellular Dermal Allograft for the Treatment of Massive Irreparable Rotator Cuff Tears : Short-Term Clinical Outcomes and the Radiographic Parameter of Superior Capsular Distance.

Arthroscopy, **34**(6) : 1764-1773, 2018.

23) Lee, S. J., et al. : Can inadequate acromiohumeral distance improvement and poor posterior remnant tissue be the predictive factors of retear? Preliminary outcomes of arthroscopic superior capsular reconstruction. Knee Surg Sports Traumatol Arthrosc, **26**(7) : 2205-2213,

2018.

24) Mihata, T., et al. : A biomechanical cadaveric study comparing superior capsule reconstruction using fascia lata allograft with human dermal allograft for irreparable rotator cuff tear. J Shoulder Elbow Surg, **26**(12) : 2158-2166, 2017.

好評雑誌 Monthly Book Orthopaedics 最新増刊号

好評

ポイント解説
整形外科診断の基本知識

Vol 30 No 10　2017年10月刊

編集企画／松本守雄
（慶應義塾大学教授）

脊椎・上肢・下肢・骨軟部腫瘍における的確な診断に必要な各疾患の特徴を、この1冊に凝縮。古くも新しい診断法の知識を、エキスパートが漏れなく伝授。ベテラン整形外科医にとっても、「基本知識」の刷新が図れること間違いなしの貴重特集号です！

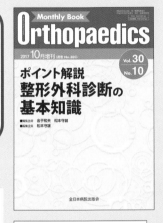

B5判　294頁　定価(本体価格 5,800円＋税)

＜とりあげた項目＞

Ⅰ．脊椎脊髄疾患
頚髄症
頚部神経根症
慢性腰痛症
腰椎椎間板ヘルニア・
腰部脊柱管狭窄症
脊柱変形
原発性／転移性脊椎腫瘍
脊髄疾患
骨粗鬆症および椎体骨折
化膿性脊椎炎、椎間板炎
脊椎・脊髄損傷

Ⅱ．上肢疾患
小児肘関節周囲骨折
末梢神経障害
リウマチ手指変形
手根骨骨折
肩関節周囲炎・腱板断裂
投球障害

Ⅲ．下肢疾患
発育性股関節形成不全(DDH)
変形性股関節症
特発性大腿骨頭壊死症
関節唇損傷
膝関節半月板損傷
膝関節靱帯損傷
膝蓋大腿関節障害
変形性膝関節症
膝関節 overuse 症候群
外反母趾
変形性足関節症
足の末梢神経障害
足関節捻挫、足・足関節外傷
距骨骨軟骨損傷

Ⅳ．骨軟部腫瘍
良性骨腫瘍
悪性骨腫瘍
良性軟部腫瘍
悪性軟部腫瘍

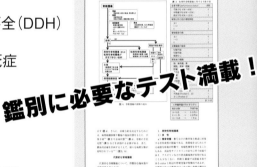

鑑別に必要なテスト満載！

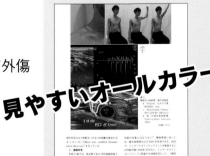

見やすいオールカラー

(株)全日本病院出版会

〒113-0033　東京都文京区本郷 3-16-4
TEL：03-5689-5989　FAX：03-5689-8030
http://www.zenniti.com

特集：腱板広範囲断裂に対する肩関節温存手術

腱板断裂の術後リハビリテーション

竹田　敦[*1]　　三幡輝久[*2]

Abstract：腱板広範囲断裂に対して腱板修復術や肩上方関節包再建術を行う場合には，術後リハビリテーションが手術成績に大きく影響を及ぼす．そのため理学療法士は手術の特性を理解したうえでリハビリテーションを行う必要がある．修復した腱板や大腿筋膜に再断裂が起きると痛みや機能制限が残ることが多いため，修復腱板や移植したグラフトに過度なストレスが加わらないように注意をしながらリハビリテーションを行うことが重要である．腱板修復術後は，リハビリテーションにより破綻している腱板機能を再獲得することによって肩関節機能を回復させるのに対して，肩上方関節包再建術を行う場合には腱板がほとんど機能していないため，肩甲骨周囲筋の筋力増加と新しい肩甲上腕リズムの獲得がリハビリテーションの目的となる．

(J MIOS. No. 91：75-84, 2019.)

はじめに

腱板広範囲断裂を認める症例の多くは陳旧性断裂を伴っており，腱板の高度な筋萎縮や脂肪浸潤を認める場合が少なくない[1]．このような腱板広範囲断裂に対して腱板修復術や肩上方関節包再建術[2]~[8]を行う場合には，術後リハビリテーションが手術成績に大きく影響を及ぼす．そのため理学療法士は手術の特性を理解したうえでリハビリテーションを行う必要がある．

修復した腱板や大腿筋膜に再断裂が起きると痛みや機能制限が残ることが多いため，修復腱板や移植したグラフトに過度なストレスが加わらないように注意をしながらリハビリテーションを行うことが重要である．腱板修復術後は，リハビリテーションにより破綻している腱板機能を再獲得することによって肩関節機能を回復させるのに対して，肩上方関節包再建術後は腱板がほとんど機能していないため，肩甲骨周囲筋の筋力増加と新しい肩甲上腕リズムの獲得がリハビリテーションの目的となる．本稿では，腱板修復術と肩上方関節包再建術の特性を考慮した術後リハビリテーションについて述べる．

鏡視下腱板修復術後のリハビリテーション

腱板広範囲断裂に対する腱板修復術においては，術前の脂肪浸潤が強いと再断裂のリスクが高いこと，2腱以上の再断裂を認めると臨床成績が低下することが報告されている[9]~[11]．そのため術後リハビリテーションを開始する前に術前MRI

Key words：腱板広範囲断裂 (massive rotator cuff tear)　　腱板修復術 (rotator cuff repair)
肩上方関節包再建術 (superior capsule reconstruction)　　リハビリテーション (rehabilitation)

[*1] Takeda Atsushi，〒 569-0081　大阪府高槻市宮野町 2-17　第一東和会病院リハビリテーション科，副主任
[*2] Mihata Teruhisa，〒 569-8686　大阪府高槻市大学町 2-7　大阪医科大学整形外科学教室，診療准教授

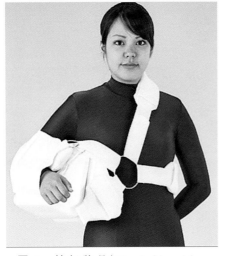

図 1. 外転装具(Block Shoulder Abduction Sling, 永野義肢社)

や手術記録から腱板の状態を把握しておくことが重要である. 後療法は外転装具(図1：Block Shoulder Abduction Sling, 永野義肢社)による固定を4週間行った後, さらにもう1週間 slingによる固定を行う. 術後5週より仰臥位肩甲骨面上での他動・自動挙上運動を, 術後2か月より全方向への可動域訓練, 座位での自動挙上運動を開始する. 腱板筋力訓練は術後3か月より開始する.

1. 装具固定期間中の理学療法(術直後から術後4週)

術直後の再断裂を防ぐために4週間の装具固定

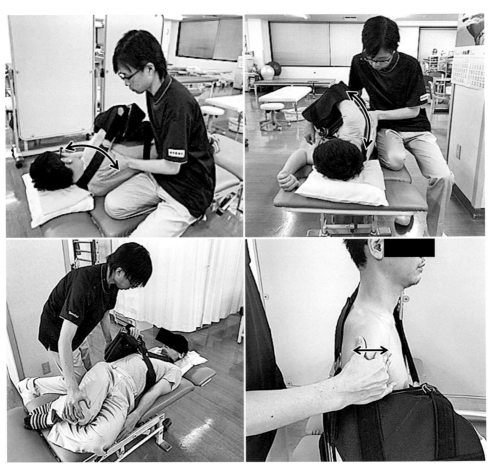

図 2. 患部外訓練
a：肩甲骨の上方回旋・下方回旋運動
b：肩甲骨の外方回旋・内方回旋運動
c：体幹回旋ストレッチ
d：三角筋のモビライゼーション

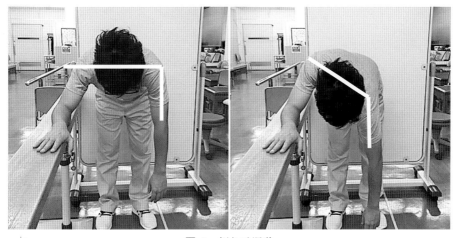

図 3. 振り子運動
a：体幹前屈のみ
b：体幹を術側へ回旋

を行う．理学療法士は訓練時に毎回装着された外転装具に緩みがないかをチェックする．肩甲骨面よりも水平外転させた肢位で装具を装着すると棘上筋前方に張力が加わると考えられており[12]，上腕骨が肩甲骨面に近い位置となるように装具を設置する．この時期の理学療法として肩甲骨周囲筋のリラクゼーションと患部外訓練を行う．装具固定中は体幹や肩甲帯の動きが悪くなりやすいために肩甲骨の自他動運動や体幹のストレッチを行う．肩峰下滑液包の癒着を剥離することを目的として，三角筋を前後に動かすようなモビライゼーションを行う（図2）．

2．装具脱後の理学療法（術後5週以降）

1）振り子運動

外転装具からslingに変更した時点で振り子運動を開始する．振り子運動で肩の痛みを訴える場合には体幹を術側へ回旋させ肩甲骨面に近い肢位で上肢を下垂させると痛みが軽減することが多い（図3）．

2）可動域訓練

術後5週より肩甲骨面上での他動・自動挙上訓練を開始する．上肢を挙上位から下降させるときに防御反応として棘上筋の過度な遠心性収縮を認めることがある．このような場合には修復した棘上筋に張力が働くため再断裂の危険性が高くなる．理学療法士が上腕遠位部を把持した状態で患者に自動内転運動を促すと棘上筋に相反抑制が起こり，棘上筋の過度な遠心性収縮を防ぐことができる．

術後8週より肩回旋可動域訓練を開始する．まずは肩甲骨面上での外旋・内旋運動を行い，可動域が改善すれば肩90°外転位や下垂位での回旋運動を加える（図4）．

術後3か月の時点で肩後方タイトネス（棘上筋・小円筋・後方関節包の拘縮）が強い場合には，腹臥位でのJohansen stretch[13]や，棘下筋・小円筋・広背筋・大円筋へのリラクゼーションを行う（図5）．

毎回の可動域訓練前に小胸筋や広背筋のリラクゼーションと伸長運動を行うと肩甲骨の動きが改善することが多い．仰臥位となった患者を頭側から観察すると，術側の肩峰とベッド間の距離が健側に比べて大きくなっていることが少なくない．このような場合には小胸筋のタイトネスが疑われるため小胸筋の伸長運動を行う．側臥位で理学療法士が肩甲帯を把持し，体幹に対して約30°後上方へ引き上げることで小胸筋は伸長される[14]（図6-b）．肩甲骨が下方回旋している場合には広背筋のタイトネスが疑われるため広背筋の伸長運動を行う．側臥位や座位で体幹を側屈させることで広背筋は伸長する（図6-c, d）．

3）筋力訓練

a）腱板筋力強化：術後3か月より腱板筋力訓練を開始する．訓練時に理学療法士は肩甲骨を触

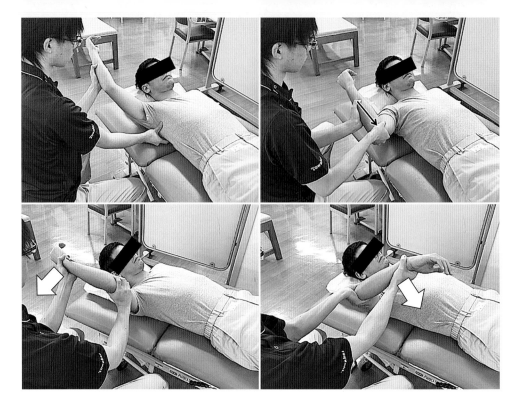

図 4. 関節可動域訓練
a：肩甲骨面上での挙上可動域訓練
b：挙上位からの下降．肘を屈曲させながら肩内転抵抗運動となるように上肢を下降させると棘上筋の遠心性収縮を抑制できる．
c：肩甲骨面上での外旋可動域訓練
d：肩甲骨面上での内旋可動域訓練

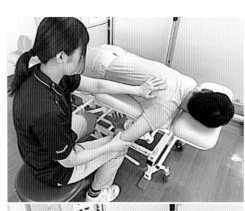 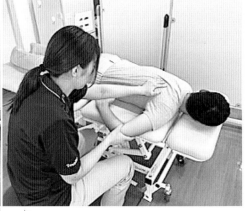

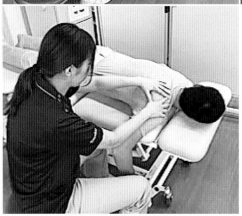

図 5.
肩後方タイトネスに対する治療
a：重度の内旋制限を認める場合には，上腕骨の内旋や水平内転によるストレッチが困難であり，肩甲骨へのアプローチが効果的である．理学療法士が肩甲骨を外方回旋や後方回旋させることで後方関節包や棘下筋，小円筋のストレッチを行う．
b：Johansen stretch
c：小円筋のリラクゼーション

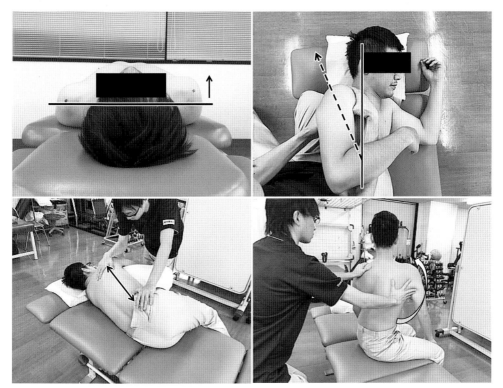

a	b
c	d

図 6. 小胸筋・広背筋のストレッチ
a：肩峰とベッド間の距離．患側の肩峰とベッド間の距離が大きく，小胸筋の短縮が疑われる．
b：小胸筋のストレッチ
c：側臥位での広背筋のストレッチ
d：座位での広背筋のストレッチ

知して肩甲骨周囲筋による代償が起きていないことを確認する（代償が起きている場合には負荷が大きすぎることを意味する）．まずはうちわを使って肩を内外旋させることにより空気抵抗を用いた腱板筋力訓練を行う．筋力の改善が認められれば，セラバンドを用いた腱板筋力訓練を行う．挙上位での外旋筋力低下を認める場合には，テーブルに肘をついた肢位での外旋運動を行う（図7）．

b）肩甲骨周囲筋の筋力強化，肩甲上腕リズムの改善：腱板訓練と並行して，closed kinetic chain（CKC）での肩挙上訓練を行う．それにより肩甲骨周囲筋の筋力強化と肩甲上腕リズムの改善が期待できる．テーブル上でのタオル拭き，サンディングテーブルでの挙上訓練，タオルでの壁拭きなどが効果的である（図8）．いずれの訓練時も患者の挙上運動に合わせて理学療法士が肩甲骨の動きを誘導する．また肩自動挙上時に理学療法士が肩甲骨の後方回旋と胸椎の伸展を促すことも大切である．

鏡視下肩上方関節包再建術後のリハビリテーション

鏡視下肩上方関節包再建術後にグラフトが断裂すると治療成績の改善が良くないと報告されている[3)6)～8)15)]．そのため術後リハビリテーション中にグラフトが断裂しないように移植されたグラフトの厚みや修復状態を手術記録から把握しておくことが望ましいと考える．後療法は4週間外転装具を装着した後，さらに1週間slingによる固定を行う．鏡視下腱板修復術と異なり術後1週より肩等尺性訓練を開始する．術後5週より仰臥位で他動・自動挙上訓練を開始し，術後2か月より全方向への可動域訓練，座位での自動挙上運動，筋力訓練を開始する．

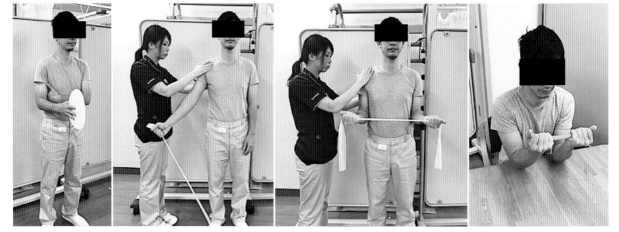

図 7. 腱板筋力訓練　a|b|c|d
a：うちわを用いた外旋・内旋運動
b：棘上筋の筋力強化
c：棘下筋の筋力強化
d：小円筋の筋力強化

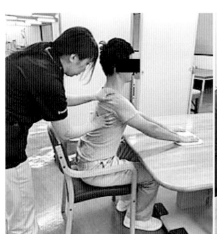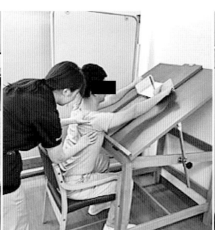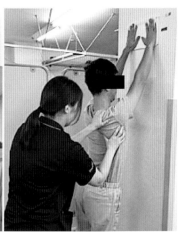

図 8. Closed kinetic chain（CKC）での肩挙上訓練　a|b|c
いずれの訓練時も患者の挙上運動に合わせて理学療法士が肩甲骨の動きを誘導する．
a：タオルでのテーブル拭き
b：サンディングテーブルでの挙上訓練
c：タオルでの壁拭き

1．装具固定期間中の理学療法（術直後から術後4週）

1）離　床

筋膜採取をした大腿部の痛みにより歩行が難しい場合は，数日間車椅子を使用して離床することがある．小柄な女性の場合，車椅子に乗車した際にアームレストが外転装具に接触して上腕骨が押し上げられることがあり，グラフトが上腕骨頭と肩峰との間に挟まって断裂する危険性が高くなる．そのような場合には，アームレストが着脱できる車椅子を選択したり，座面を高くしたりすると上腕骨を突き上げるような負荷が加わりにくい（図9）．

2）患部外訓練

鏡視下腱板修復術と同様の患部外訓練を行う．鏡視下肩上方関節包再建術後に機能回復を得るためには肩甲胸郭関節の動きが重要であるため肩甲骨の自動運動を行う．

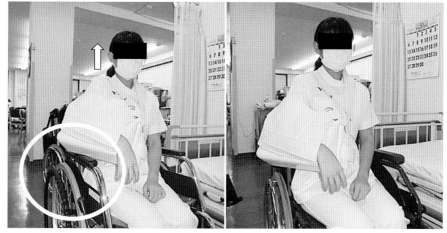

図 9. 装具固定中の車椅子移動
a：小柄な女性の場合，車椅子に乗車した際にアームレストが外転装具に接触して上腕骨が押し上げられることがあり，グラフトが上腕骨頭と肩峰との間に挟まって断裂する危険性が高くなる．
b：アームレストを外すことで上腕骨を突き上げるような負荷は加わらない．

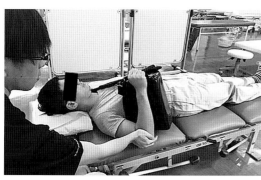 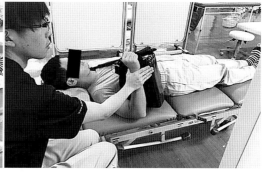

図 10. 腱板等尺性筋力訓練
a：外転等尺性訓練
b：外旋等尺性訓練

3）等尺性筋力訓練

　三角筋の筋力改善が十分でなければ術後機能回復が得られにくい．そのため装具固定期間中にも肩屈曲・伸展・外転方向に等尺性筋力訓練を行う．肩甲下筋や小円筋が残存している場合は内旋・外旋方向にも等尺性筋力訓練を行う（図10）．

2．装具脱後の理学療法（術後5週以降）

1）可動域訓練

　術後5週より肩甲骨面上での他動・自動挙上訓練を開始する．自主訓練として両手で棒を掴んで行う自動挙上訓練は効果的である．
　術後8週より全方向への可動域訓練と座位自動挙上訓練を開始する．三角筋筋力が弱い場合には，反動をつけて自動挙上する症例をみることがある．自験例においては，反動をつけた自動挙上を行う症例のほとんどが術後グラフト断裂を認めており，絶対に禁止すべき動作と考える．三角筋筋力が弱く，座位では自動挙上ができない症例においては，tilt tableを用いた段階的な挙上訓練を行う．Tilt tableの傾斜角度は5°単位で増加させることができる．まずはtilt table上で両手で棒を掴んだ自動屈曲訓練を開始する（図11）．傾斜60°くらいまでの自動屈曲が可能となれば，再度傾斜角度を0°へ戻し，手関節部に重錘を装着して自動屈曲訓練を行う．徐々に傾斜角度を上げていき，重錘を使っても最大傾斜角度で自動屈曲が可能と

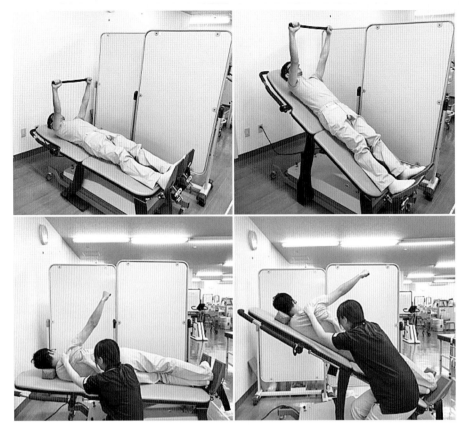

図 11. Tilt table 上での肩自動屈曲・外転訓練
理学療法士が肩甲骨の動きを誘導しながら行うと効果的である.
a：傾斜 0°での挙上運動
b：傾斜 30°での挙上運動
c：傾斜 0°での外転運動
d：傾斜 30°での外転運動

なれば座位や立位での自動屈曲訓練を行う．自動外転運動も同様に tilt table 上で行う．側臥位で理学療法士が肩甲骨の動きを誘導しながら行うと効果的である（図11）．

2）筋力訓練

肩甲骨周囲筋の筋力強化と新たな肩甲上腕リズムの獲得を目的として行う．

a）僧帽筋上部線維・肩甲挙筋の訓練：Tilt table 上で側臥位とし，理学療法士が肩峰を把持し，肩甲骨上方回旋抵抗運動を行う（図12-a）．自動外転が可能である最大傾斜角度に tilt table を設定する．

b）三角筋前部線維と前鋸筋の訓練：Tilt table 上で仰臥位とし，患者の手関節部に重錘を設置し，肩自動屈曲運動を行う（図12-b）．自動屈曲が可能である最大傾斜角度に tilt table を設定する．

c）三角筋中部線維の訓練：Tilt table 上で仰臥位とし，患者の手関節部に重錘を巻く．短い棒を把持させ，肩自動外転運動を行う（図12-c）．

d）三角筋後部線維・僧帽筋中部線維・菱形筋・広背筋の訓練：立位でセラバンドを用いた肩自動伸展運動を行う（図12-d）．三角筋後部線維は肩外旋動作にも関与しているため，この訓練を行うことで肩外旋筋力増加が期待できる．

e）その他の訓練：腱板修復術と同様にテーブル上に肘をついての肩外旋訓練（図7）や，CKC での肩自動挙上訓練（テーブルでのタオル拭き，サンディングテーブルでの挙上訓練，タオルでの壁拭きなど）を行う（図8）．

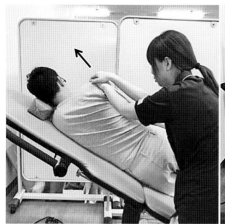
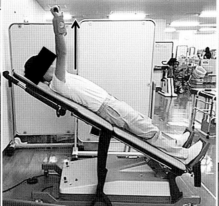
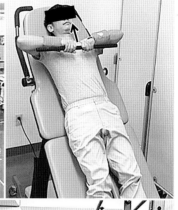
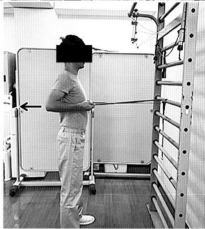

図 12.
肩甲骨周囲筋の筋力訓練
　a：僧帽筋上部線維・肩甲挙筋の訓練
　b：三角筋前部線維・前鋸筋の訓練
　c：三角筋中部線維の訓練
　d：三角筋後部線維・僧帽筋中部線維
　　・菱形筋・広背筋の訓練

おわりに

腱板広範囲断裂に対して2つの術式の術後リハビリテーションについて述べた．良好な術後機能回復を得るためには，修復した腱板や再建した上方関節包の治癒を最優先に考えながら，腱板や肩甲骨周囲筋の機能を向上させることが大切である．

文 献

1) 三幡輝久：修復困難な腱板広範囲断裂に対する鏡視下上方関節包再建術．整外 Surg Tech, 6：439-448, 2016.
2) Mihata, T., et al.：Superior capsule reconstruction to restore superior stability in irreparable rotator cuff tears：a biomechanical cadaveric study. Am J Sports Med, 40：2248-2255, 2012.
3) Mihata, T., et al.：Clinical results of arthroscopic superior capsule reconstruction for irreparable rotator cuff tears. Arthroscopy, 29：459-470, 2013.
4) Mihata, T., et al.：Biomechanical effect of thickness and tension of fascia lata graft on glenohumeral stability for superior capsule reconstruction in irreparable supraspinatus tears. Arthroscopy, 32：418-426, 2016.
5) Mihata, T., et al.：Biomechanical role of capsular continuity in superior capsule reconstruction for irreparable tears of the supraspinatus tendon. Am J Sports Med, 44：1423-1430, 2016.
6) 三幡輝久：鏡視下肩上方関節包再建術の手術手技とグラフト作製法．関節外科，36(suppl-1)：41-47，2017.
7) Mihata, T., et al.：Return to sports and physical work after arthroscopic superior capsule reconstruction among patients with irreparable rotator cuff tears. Am J Sports Med, 46：1077-1083, 2018.
8) Mihata, T., et al.：Arthroscopic superior capsule reconstruction can eliminate pseudoparalysis in patients with irreparable rotator cuff tears. Am J Sports Med, 46：2707-2716, 2018.

9）橋下　卓ほか：直視下修復術に準じた骨孔法を用いた鏡視下腱板修復術の有用. 肩関節，**38**：899-903，2014.

10）橋下　卓：鏡視下腱板修復術の治療成績：修復良好例と再断裂例の比較検討. 肩関節，**39**：500-505，2015.

11）柴山一洋ほか：腱板大・広範囲断裂の鏡視下腱板修復術の術後成績—再断裂腱別の臨床成績—. 肩関節，**42**：522-525，2018.

12）Nishimura, S., at el.：Effective stretching position for the supraspinatus muscle evaluated by shear wave elastography in vivo. J shoulder Elbow Surg, **27**：2242-2248, 2018.

13）Johansen, R. L., at el.：A modified internal rotation stretching technique for overhand and throwing athletes. J Orthop Sports Phys Ther, **21**：216-219, 1995.

14）Muraki, T., at el.：Lengthening of the pectoralis minor muscle during passive shoulder motions and stretching techniques：a cadaveric biomechanical study. Phys Ther, **89**：333-341, 2009.

15）西中直也ほか：一時修復困難な広範囲腱板断裂に対する鏡視下上方関節包再建術術後成績. 肩関節，**38**：1056，2014.

整形外科最小侵襲手術ジャーナル　バックナンバー

19.4. 現在

＜2014 年＞

No. 70　2 月号　Editor/東邦大学 整形外科学講座教授　池上博泰

上腕骨近位端骨折の最小侵襲手術

No. 71　5 月号　Editor/済生会吹田病院院長　黒川正夫

肩関節内骨折に対する最小侵襲手術

No. 72　9 月号　Editor/神戸赤十字病院整形外科部長　伊藤康夫

脊椎・骨盤外傷の最小侵襲手術

No. 73　12 月号　Editor/高岡市民病院整形外科部長　中野正人

骨粗鬆症性椎体骨折治療のコツと pitfall

＜2015 年＞

No. 74　2 月号　Editor/慶應義塾大学専任講師　佐藤和毅

上腕骨小頭離断性骨軟骨炎に対する
最小侵襲手術の試み

No. 75　5 月号　Editor/岡山済生会総合病院 整形外科診療部長　今谷潤也

橈骨遠位端骨折に対する掌側ロッキングプレートの
合併症を回避するために

No. 76　9 月号　Editor/岡山大学病院 整形外科准教授　田中雅人

最小侵襲脊椎安定術 MISt の手術支援機器
―Navigation/Computer assist―

No. 77　12 月号　Editor/奈良県立医科大学 スポーツ医学講座教授　熊井　司

外反母趾の低侵襲治療

＜2016 年＞

No. 78　2 月号　Editor/日本医科大学講師　南野光彦

手の骨折に対する最小侵襲手術―適応とコツ―

No. 79　5 月号　Editor/和歌山県立医科大学講師　中川幸洋

低侵襲脊椎手術の合併症と Revision Surgery

No. 80　9 月号　Editor/神奈川リハビリテーション病院 副病院長　杉山　肇

股関節鏡視下手術の最小侵襲手術

No. 81　12 月号　Editor/独立行政法人国立病院機構 弘前病院特別統括病院長　藤　哲

手・肘関節鏡視下手術の最小侵襲手術

＜2017 年＞

No. 82　2 月号　Editor/獨協医科大学整形外科学 主任教授　種市　洋

Lateral Interbody Fusion（LIF）
―我が国における現況と展望―

No. 84　9 月号　Editor/川崎医科大学 脊椎・災害整形外科学准教授　中西一夫

転移性脊椎腫瘍に対する最小侵襲脊椎安定術（MISt）

No. 85　12 月号　Editor/湘南鎌倉人工関節センター センター長　平川和男

MIS 股関節手術―最近の進歩―

＜2018 年＞

No. 86　2 月号　Editor/はちや整形外科理事長　蜂谷裕道

膝前十字靱帯損傷における
膝前外側支持組織の役割を再考する

No. 87　5 月号　Editor/国際医療福祉大学 医学部整形外科学主任教授　石井　賢

最小侵襲脊椎安定術 MISt の最前線

No. 88　9 月号　Editor/早稲田大学 スポーツ科学学術院教授　熊井　司

アスリートを支える低侵襲治療の実際

No. 89　12 月号　Editor/名古屋第二赤十字病院院長　佐藤公治

最小侵襲脊椎手術のための支援機器

＜2019 年＞

No. 90　2 月号　Editor/国際医療福祉大学 医学部整形外科学准教授　長島正樹

低侵襲 TKA の最前線　MIS-TKA を再考する

※No. 73 まで定価 2,900 円＋税
　No. 74 から定価 3,200 円＋税

好評書籍

髄内釘による骨接合術
―全テクニック公開，初心者からエキスパートまで―

本書のコンセプト
何に注意してどんなインプラントを用いるか？
どこまで治せるか？
各髄内釘の基本手技から応用まで徹底解説!!

とことん髄内釘にこだわった
整形外科医必携の一冊！

編集
AIM14

渡部　欣忍（帝京大学整形外科）
白濱　正博（久留米大学整形外科）
野々宮廣章（静岡赤十字病院第二整形外科）
井上　尚美（東北労災病院整形外科）
最上　敦彦（順天堂大学静岡病院整形外科）

2017年5月発行
定価（本体価格 10,000円＋税）
変形A4判　246頁　オールカラー

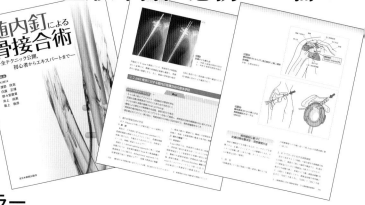

髄内釘初心者からエキスパートまで、幅広い読者層に役立つことを想定し企画された髄内釘の新バイブル！本邦屈指のネイラーが伝授する手技やコツ、ピットフォールや合併症の対策まで、豊富な写真やイラストで丁寧に解説！

主な目次
I　総論
1. 髄内釘固定法とは

II　新鮮骨折に対する髄内釘の実践テクニック
1. 大腿骨骨折に対する髄内釘固定
2. 脛骨骨折に対する髄内釘固定
3. 上腕骨骨折に対する髄内釘固定
4. 前腕骨骨折に対する髄内釘固定
5. 鎖骨骨折に対する髄内釘固定
6. 小児下肢骨折に対する elastic nail 固定
   ―小児大腿骨骨幹部骨折に対する Ender nail 法―
7. 特殊症例に対する困ったときの Ender 法
8. 手・足部の骨折に対する髄内ピン，髄内整復法
9. 開放骨折に対する髄内釘固定：治療戦略
10. 番外編　猟奇的髄内釘の数々

III　癒合不全・感染の治療：実践テクニック
1. 遷延癒合・癒合不全（偽関節）に対する治療
2. 深部感染・骨髄炎に対する治療

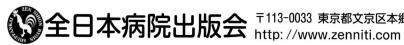

全日本病院出版会　〒113-0033　東京都文京区本郷 3-16-4　Tel：03-5689-5989
http://www.zenniti.com　　　　　　　　　　　　　　　　　Fax：03-5689-8030

FAX による注文・住所変更届け

改定：2015 年 1 月

　毎度ご購読いただきましてありがとうございます．

　読者の皆様方に小社の本をより確実にお届けさせていただくために，FAX でのご注文・住所変更届けを受けつけております．この機会に是非ご利用ください．

◎ご利用方法

　FAX 専用注文書・住所変更届けは，そのまま切り離して FAX 用紙としてご利用ください．また，注文の場合手続き終了後，ご購入商品と郵便振替用紙を同封してお送りいたします．**代金が 5,000 円をこえる場合，代金引換便とさせて頂きます．**その他，申し込み・変更届けの方法は電話，郵便はがきも同様です．

◎代金引換について

　本の代金が 5,000 円をこえる場合，代金引換とさせて頂きます．配達員が商品をお届けした際に，現金またはクレジットカード・デビットカードにて代金を配達員にお支払い下さい(本の代金＋消費税＋送料)．(※年間定期購読と同時に 5,000 円をこえるご注文を頂いた場合は代金引換とはなりません．郵便振替用紙を同封して発送いたします．代金後払いという形になります．送料は定期購読を含むご注文の場合は頂きません)

◎年間定期購読のお申し込みについて

　年間定期購読は，1 年分を前金で頂いておりますため，代金引換とはなりません．郵便振替用紙を本と同封または別送いたします．送料無料，また何月号からでもお申込み頂けます．

　毎年末，次年度定期購読のご案内をお送りいたしますので，定期購読更新のお手間が非常に少なく済みます．

◎住所変更届けについて

　年間購読をお申し込みされております方は，その期間中お届け先が変更します際，必ずご連絡下さいますようよろしくお願い致します．

◎取消，変更について

　取消，変更につきましては，お早めに FAX，お電話でお知らせ下さい．

　返品は，原則として受けつけておりませんが，返品の場合の郵送料はお客様負担とさせていただきます．その際は必ず小社へご連絡ください．

◎ご送本について

　ご送本につきましては，ご注文がありましてから約 1 週間前後とみていただきたいと思います．お急ぎの方は，ご注文の際にその旨をご記入ください．至急送らせていただきます．2～3 日でお手元に届くように手配いたします．

◎個人情報の利用目的

　お客様から収集させていただいた個人情報，ご注文情報は本サービスを提供する目的(本の発送，ご注文内容の確認，問い合わせに対しての回答等)以外には利用することはございません．

　その他，ご不明な点は小社までご連絡ください．

株式会社 全日本病院出版会

〒113-0033 東京都文京区本郷 3-16-4-7F
電話 03(5689)5989　FAX03(5689)8030　郵便振替口座 00160-9-58753

5,000円以上代金引換(ご利用方法参照)

FAX専用注文書(ご購入される書籍・雑誌名に○印と冊数をご記入ください)

○印	書籍名	定価	冊数
	骨折治療基本手技アトラス~押さえておきたい10のプロジェクト~ **新刊**	¥16,200	
	足育学 外来でみるフットケア・フットヘルスウェア **新刊**	¥7,560	
	ゼロからはじめる! Knee Osteotomy アップデート	¥11,880	
	イラストからすぐに選ぶ 漢方エキス製剤処方ガイド	¥5,940	
	髄内釘による骨接合術—全テクニック公開,初心者からエキスパートまで—	¥10,800	
	Mobile Bearing の実際—40年目を迎える LCS を通して—	¥4,860	
	カラーアトラス 爪の診療実践ガイド	¥7,776	
	肘実践講座 よくわかる野球肘 肘の内側部障害—病態と対応—	¥9,180	
	創傷治癒コンセンサスドキュメント	¥4,320	
	複合性局所疼痛症候群(CRPS)をもっと知ろう	¥4,860	
	こどものスポーツ外来—親もナットク!このケア・この説明—	¥6,912	
	野球ヒジ診療ハンドブック	¥3,888	
	見逃さない!骨・軟部腫瘍外科画像アトラス	¥6,480	
	パフォーマンスUP! 運動連鎖から考える投球障害	¥4,212	
	肘実践講座 よくわかる野球肘 離断性骨軟骨炎	¥8,100	
	これでわかる!スポーツ損傷超音波診断 肩・肘+α	¥4,968	
	達人が教える外傷骨折治療	¥8,640	
	図説 実践手の外科治療	¥8,640	
	アトラス きずのきれいな治し方 改訂第二版	¥5,400	
	肩こり,首・腰の痛みを自分で治す・予防する	¥2,376	
	ここが聞きたい!スポーツ診療Q&A	¥5,940	
	骨折に伴う静脈血栓塞栓症エビデンスブック	¥4,104	
	絵でみる最新足診療エッセンシャルガイド	¥7,560	
	スポーツ医学常識のうそ	¥2,808	

バックナンバー申込み(※特集タイトルはバックナンバー一覧をご参照ください)

オルソペディクス(Vol/No):

整形外科最小侵襲手術ジャーナル(No):

メディカルリハビリテーション(No): ペパーズ(No):

年間定期購読お申し込み

オルソペディクス Vol. No. から	最小侵襲手術ジャーナル No. から	メディカルリハビリテーション No. から
		ペパーズ No. から

TEL:( ) FAX:( )

ご住所 〒 -

フリガナ

お名前　　　　　　　　　　　要捺印　　診療科目

FAX 03-5689-8030 全日本病院出版会行

FAX 03-5689-8030

全日本病院出版会行

年　　月　　日

住 所 変 更 届 け

お 名 前	フリガナ	
お客様番号		毎回お送りしています封筒のお名前の右上に印字されております8ケタの番号をご記入下さい。
新お届け先	〒　　　　　　都 道 　　　　　　　府 県	
新電話番号	（　　　　　）	
変更日付	年　　月　　日より	月号より
旧お届け先	〒	

※ 年間購読を注文されております雑誌・書籍名に✓を付けて下さい。
- ☐ Monthly Book Orthopaedics （月刊誌）
- ☐ Monthly Book Derma. （月刊誌）
- ☐ 整形外科最小侵襲手術ジャーナル （季刊誌）
- ☐ Monthly Book Medical Rehabilitation （月刊誌）
- ☐ Monthly Book ENTONI （月刊誌）
- ☐ PEPARS （月刊誌）
- ☐ Monthly Book OCULISTA （月刊誌）

FAX 03-5689-8030

全日本病院出版会行

PEPARS

形成外科領域雑誌 ペパーズ

大好評増大号

ベーシック&アドバンス 皮弁テクニック

No. 135　18年3月増大号
オールカラー　160頁
定価（本体価格5,200円+税）

編集／長崎大学教授　田中克己

第一線で活躍するエキスパートたちの皮弁術のコツを一挙公開!
明日から使えるTipsが盛りだくさんの1冊!

■目　次■

- 局所皮弁の基礎と応用
- 遠隔皮弁の基礎と応用
- 顔面の局所皮弁
- 手・手指の皮弁
- 大胸筋皮弁の基本と応用
- 肩甲骨弁・肩甲骨皮弁
- 広背筋皮弁
- 腹直筋皮弁・下腹壁動脈穿通枝皮弁
- 鼠径皮弁とSCIP flap
- 腸骨弁・腸骨皮弁
- 会陰部の皮弁
- 大殿筋皮弁
- 大腿筋膜張筋皮弁
- 前外側大腿皮弁
- 膝周囲の皮弁
- 下腿の皮弁
- 腓骨弁・腓骨皮弁の挙上方法
- 足・足趾の皮弁

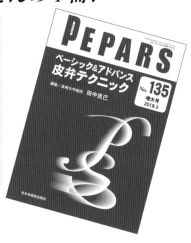

実践! よくわかる縫合の基本講座

No. 123　17年3月増大号
オールカラー　192頁
定価（本体価格5,200円+税）

編集／東京医科大学兼任教授　菅又　章

形成外科の基本のキ。
"きれいな"縫合のコツをエキスパート講師陣が伝授!

■目　次■

- 形成外科における縫合法の基本(総説)
- 形成外科における縫合材料
- 皮下縫合・真皮縫合の基本手技
- 頭部の縫合法
- 顔面外傷の縫合法
- 眼瞼手術における縫合法
- 頭頸部再建における縫合法
- 瘢痕・ケロイドの手術における切開・縫合法の工夫
- 乳房再建における縫合法
- 唇裂口蓋裂手術における縫合法
- 四肢外傷における縫合の要点
- 虚血肢救済手術における縫合法
- 美容外科における縫合法
- 植皮・皮弁術における縫合法
- 血管の縫合法
- 神経縫合の基礎とその実践法
- 腱の縫合法
- リンパ管の縫合法
- リンパ管静脈吻合とリンパ節移植における縫合術
- "抜糸のいらない"縫合材料

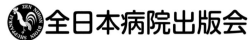

全日本病院出版会　〒113-0033　東京都文京区本郷3-16-4　Tel:03-5689-5989
http://www.zenniti.com　Fax:03-5689-8030

ピン・ボード

第 42 回日本骨・関節感染症学会

会　期：2019 年 7 月 19 日（金）・20 日（土）
会　場：パシフィコ横浜　アネックスホール
会　長：松下和彦（川崎市立多摩病院（指定管理者：聖マ
　　　　医大）整形外科）
テーマ：整形外科感染症治療のブレークスルーをめざして
ホームページ：https://jssbji2019.org/
学術集会事務局：聖マリアンナ医科大学整形外科学講座
　　　　〒 216-8511　神奈川県川崎市宮前区菅生 2-16-1
　　　　TEL：044-977-8111　　FAX：044-977-9651
　　　　E-mail：42kansen@marianna-u.ac.jp
　　　　事務局長：平野貴章

第 30 回日本末梢神経学会学術集会

会　期：2019 年 8 月 23 日（金）・24 日（土）
会　場：金沢市文化ホール
　　　　〒 920-0864　石川県金沢市高岡町 15-1
　　　　TEL：076-223-1221
会　長：池田和夫（金沢医療センター整形外科）
テーマ：繋ぐ（つなぐ）
3 つのサブテーマ
　1：長期観察症例で過去と未来をつなぐ
　2：ロボット工学で人工知能と生体をつなぐ
　3：人工神経で中枢と末梢をつなぐ

特別講演：川端秀彦先生（南大阪小児リハビリテーショ
　　　　　ン病院）「分娩麻痺の話」
特別企画：ロボット学会からの演者による講演，顔面神
　　　　　経麻痺
教育講演：桑原　聡先生（千葉大学神経内科）「手術をし
　　　　　てはいけない神経疾患」
　　　　　古島弘三先生（慶友整形外科病院）「胸郭出口
　　　　　症候群」
　　　　　川原範夫先生（金沢医科大学整形外科）「脊椎
　　　　　全摘術の神経障害予防」
　　　　　杉山　有先生（金沢市立病院神経内科）「Mi-
　　　　　croneurography」

　　　　　　　　　　　　　　　　　　（以上，仮題）

シンポジウム：人工神経，糖尿病性神経障害
ジャーナルクラブ「平成の総括：内科系・外科系」
厚生労働省セッション，産業医講座，学会賞候補セッショ
ン，メディカルスタッフ・レジデント実技セミナー，エ
コー実技セミナー，2019 年度　第 1 回 SW test 講習会

日本整形外科学会，日本神経学会，日本リハビリテーショ
ン医学会，日本手外科学会，日本形成外科学会，日本臨
床神経生理学会，産業医の専門医認定更新単位申請を予
定．
詳細は HP においてお知らせいたします．http://www.
c-linkage.co.jp/jpns30/

事務局：金沢医療センター整形外科
　　　　〒 920-8650　金沢市石引町 1-1
　　　　TEL：076-262-4161
　　　　E-mail：jpns30@c-linkage.co.jp

次号予告

脊椎疾患に対する full-endoscopic surgery の最前線

No.92（2019 年 9 月刊）
　　定価（本体価格 3,200 円＋消費税）

＜Editorial＞･･･････････････････････大森　一生
腰椎椎間板ヘルニアに対する
　interlaminar 法の手術手技と
　ピットフォール･････････････････堀　　岳史
腰椎椎間板ヘルニアに対する
　局所麻酔下 transforaminal 法･･･寺井　智也
腰椎外側ヘルニアに対する
　transforaminal 法･････････････吉兼　浩一
3DCT/MRI fusion 画像を用いた
　Full-endoscopic spine surgery
　（FESS）の術前計画･･･････････平山　次郎
持続筋電図モニタリング下に施行した
　腰椎椎間板ヘルニアに対する
　全身麻酔下 transforaminal 法･･･土田隼太郎
腰部脊柱管狭窄症に対する
　片側進入両側除圧術･･･････････小野孝一郎
L5/S 椎間孔狭窄に対する
　vertical approach による
　内視鏡下除圧法･･･････････････浦山　茂樹
腰椎椎間孔狭窄症に対する
　椎間孔拡大術の手術手技･･･････土屋　邦喜
頚椎椎間板ヘルニアに対する
　Full-endoscopic posterior cervical
　foraminotomy（FPCF）･･････大森　一生
Full-endoscopic spine surgery
　（FESS）の合併症と対策･･･････中道　清広

編集委員

出沢　　明	土井　一輝
船山　　敦	蜂谷　裕道
橋詰　博行	長谷川　惇
平川　和男	今田　光一
石井　　賢	菊川　和彦
小西池泰三	熊井　　司
黒川　正夫	松末　吉隆
長岡　正宏	中井　定明
南野　光彦	夏山　元伸
西島雄一郎	大森　一生
奥津　一郎	佐々木　孝
佐藤　公治	杉山　　肇
田中　　正	種市　　洋
時岡　孝光	戸川　大輔
藤　　　哲	八木　省次
山門浩太郎	山中　一良
谷戸　祥之	吉田　宗人

（ABC 順）

整形外科最小侵襲手術ジャーナル（Journal of Minimally Invasive Orthopaedic Surgery）**No. 91**

2019 年 5 月 15 日発行
年 4 回（2・5・9・12 月の 15 日）発行

定価は表紙に表示してあります.

Printed in Japan

Ⓒ ZEN・NIHONBYOIN・SHUPPANKAI, 2019

発行者　　末　定　広　光
発行所　　株式会社　**全日本病院出版会**
〒 113-0033　東京都文京区本郷 3 丁目 16 番 4 号 7 階
　　　電話（03）5689-5989　Fax（03）5689-8030
　　　郵便振替口座　00160-9-58753

印刷・製本　三報社印刷株式会社

・本誌に掲載する著作物の複製権・翻訳権・上映権・譲渡権・公衆送信権（送信可能化権を含む）は株式会社全日本病院出版会が保有します.
・**JCOPY**＜（社）出版者著作権管理機構　委託出版物＞
　本誌の無断複写は著作権法上での例外を除き禁じられています. 複写される場合は, そのつど事前に,（社）出版者著作権管理機構（電話 03-5244-5088, FAX 03-5244-5089, e-mail: info@jcopy.or.jp）の許諾を得てください.
・本誌をスキャン, デジタルデータ化することは複製に当たり, 著作権法上の例外を除き違法です. 代行業者等の第三者に依頼して同行為をすることも認められておりません.

広告取扱店　㈱日本医学広告社　　　電話（03）5226-2791